Medicina y salud

Guía práctica ilustrada de la **A** a la **Z**

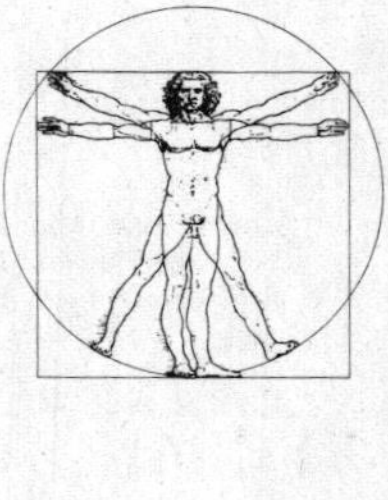

Círculo de Lectores

Concepción, textos y diagramación
Técnicos Editoriales Asociados, S.A. (T.E.A.)
Revisión técnica, Equipo Médico del Banco de Sangre
de la Cruz Roja de Barcelona
Diseño de la colección, Tröger
Ilustraciones, AGE-Foto Stock, Aisa, Zardoya, Godofoto

Círculo de Lectores, S.A.
Valencia, 344 Barcelona 08009
4 5 6 7 8 9 78 03

Depósito legal B. 2330-1986 (9)
Impreso y encuadernado por
Printer, industria gráfica, sa
N. II, Cuatro caminos, s / n
08620 Sant Vicenç dels Horts
Barcelona 1988
Printed in Spain
ISBN 84-226-2044-8 (volumen 9)
ISBN 84-226-2051-0 (obra completa)

infección f. Proceso en el que se introducen en el cuerpo de un animal o de un ser humano microorganismos u otros seres vivos que se multiplican en él y dan lugar a una reacción.

La reacción fruto de una infección puede acompañarse o no de signos externos de enfermedad. La infección se diferencia de la contaminación en que esta última sólo supone la presencia de material infeccioso sin que se produzca ninguna reacción patológica. El organismo vivo tiene una serie de microorganismos que no producen ningún tipo de enfermedad y que resultan necesarios para su correcto funcionamiento (flora saprofita). La infección, por su parte, se ha hecho sinónimo de enfermedad infecciosa. En el contacto entre los microorganismos y el huésped existen una serie de factores que influyen en la capacidad para que se produzca una enfermedad infecciosa; entre éstos destaca el número de gérmenes, la virulencia de los mismos y la resistencia del huésped a la invasión. Los gérmenes poseen una serie de elementos capaces de producir su acción patógena; entre éstos se tiene, por ejemplo, la presencia de cápsula o cápside en algunos microorganismos que dificulta la fagocitosis por parte de las defensas del huésped. Asimismo, ciertos microorganismos segregan productos (exotoxinas o endotoxinas) que impiden la fagocitosis, facilitan la diseminación o son nocivos por sí mismos (hemolisina, toxina tetánica, etc.). La mayor parte de los microbios invaden una localización determinada del organismo, es decir tienen un lugar óptimo donde se desarrollan con más facilidad. Los microorganismos producen una serie de procesos locales en los tejidos donde se multiplican, lo que se manifiesta en forma de inflamación, reacción que se da como respuesta a la lesión y cuya finalidad es detener la invasión de los microorganismos y destruirlos. En el huésped se ponen en marcha una serie de mecanismos defensivos: respuesta humoral productora de anticuerpos y sistema del complemento. La respuesta humoral produce una serie de anticuerpos* o inmunoglobulinas* que desempeñan distintas funciones, como inhibir la adherencia de las bacterias a las células del huésped, neutralizarlas, etc. El sistema complemento está constituido por una serie de proteínas solubles que interactúan de forma secuencial y dan lugar a distintos efectos fisiológicos; por ejemplo, facilitar la opsonificación (V. OPSONINA) de los microorganismos para su posterior ingestión por las células fagocíticas. La infección suele producir asimismo una serie de efectos generales, algunos específicos de determinadas enfermedades, otros son comunes (fiebre, taquicardia). Los microorganismos tienen una puerta de entrada que puede ser la vía aérea (boca, laringe, faringe, tráquea, etc.), la sangre (a través de una herida, por ejemplo), las mucosas, etc. Dentro del organismo la infección puede quedar localizada o bien diseminarse a través de la sangre o de la circulación linfática. La infección en el hombre puede ser subclínica, es

PORCENTAJE APROXIMADO DE INCIDENCIA DE LAS INFECCIONES MÁS COMUNES

tipo de infección	PORCENTAJE
— del aparato urogenital	39 %
— vías respiratorias superiores	9 %
— vías respiratorias inferiores	19 %
— intestinales	4 %
— sistema nervioso central	0,7 %
— bacteriemias	0,7 %
— otros	37,6 %

PORCENTAJE APROXIMADO DE LOS ORGANISMOS PATÓGENOS RESPONSABLES DE LAS INFECCIONES

organismos patógenos	PORCENTAJE
— bacterias	93 %
— virus	6 %
— hongos	0,7 %
— parásitos	0,3 %

Estos datos han sido tomados en Estados Unidos, y se refieren a las enfermedades adquiridas fuera de los hospitales y tratadas o identificadas en éstos.

decir no producir ninguna manifestación detectable, o bien clínica. Las enfermedades infecciosas pueden ser transmisibles o no transmisibles. Enfermedad transmisible es aquella en la que el agente causal se transmite de forma directa o indirecta del individuo infectado al individuo sano. En la clínica de la enfermedad infecciosa se pueden definir una serie de etapas o períodos: el de incubación, variable según el agente causal; el de prodromos (síntomas inespecíficos); el de estado, y el de remisión.

— **infección focal:** aquella que se localiza en una zona desde donde el material infeccioso se extiende a otras partes del cuerpo.

— **infección puerperal:** la que aparece en el tracto genital femenino después del parto.

La infección puerperal se ve favorecida por el traumatismo de los tejidos del canal del parto, la hemorragia, la introducción de bacterias durante el parto, etc. Las bacterias patógenas que suelen estar implicadas en esta infección son especies de *Streptococcus*, *Bacteroides* y *Clostridium*. La clínica de esta infección es fiebre superior a 38 °C durante al menos dos días en los 10 días siguientes al parto, dolor y sensación de escozor al orinar. Esta infección puede complicarse con una peritonitis o una tromboflebitis pélvica.

inferior Situado o dirigido hacia abajo.

inferioridad, complejo de Conjunto de factores afectivos, intelectuales y volitivos, que llevan a una persona a infravalorarse y sentirse incapaz de realizar determinadas cosas. (Este sentimiento de inferioridad suele encontrarse en casi todos los cuadros de depresión.)

infertilidad f. Disminución o ausencia de fertilidad. (Es sinónimo de esterilidad relativa y no implica una condición irreversible como la esterilidad*.)

infestación f. Alojamiento, desarrollo y reproducción en personas y animales de artrópodos y helmintos (animales pluricelulares) o metazoos invertebrados.

La vía de entrada de estos agentes puede ser la piel, la boca, etc. Las lesiones que suelen producir en el organismo infestado pueden ser tóxicas (anemias producidas por el gusano *Anquilostoma duodenale*), mecánicas (por obstrucción de vasos, como en el caso de las filarias que obstruyen los vasos linfáticos y dan lugar a elefantiasis) o traumáticas (compresión del hígado, pulmón y otros órganos, por quistes hidatídicos).

infiltración f. Acumulación de una sustancia en un tejido que normalmente no se encuentra en él. || Acumulación de elementos celulares de la reacción inflamatoria o de elementos tumorales.

infiltrado m. Presencia de células en un tejido u órgano que en condiciones normales no se encuentran.

— **infiltrado eosinófilo de Loffler:** el focal pulmonar pasajero y migratorio que cursa con eosinofilia o aumento de los leucocitos eosinófilos en la sangre. (Puede deberse a la migración de parásitos, a una reacción pulmonar a fármacos o ser de etiología desconocida.)

— **infiltración local:** introducción de fármacos para analgesia en cirugía menor o para aliviar el dolor en determinadas afecciones. (Como, por ejemplo, en la periartritis humoral.)

— **infiltrado precoz de Assman-Radeker:** manifestación de la forma terciaria de la tuberculosis. (Consiste en un foco único o múltiple, exudativocaseoso, rodeado de tejido de granulación e inflamación perifocal inespecífica. En la radiografía de tórax se presenta como una sombra de tamaño variable y de localización preferentemente infraclavicular. Puede evolucionar hacia una cicatriz o bien cavitarse.)

inflamación f. Conjunto de reacciones morfológicas y bioquímicas que se producen en el tejido conjuntivo vascular desencadenadas por agentes diversos: químicos (yodo, lejía), físicos (calor, traumatismo mecánico) o bacterianos.

La reacción inflamatoria tiene lugar sólo en los tejidos vivos y se produce en un área circunscrita. En sus rasgos fundamentales es la misma sea cual fuere el agente causante. Sin embargo, la intensidad, extensión y alguna otra característica dependen de la localización de la inflamación, del agente causal y de la capacidad de reacción del organismo. En la inflamación se distinguen dos fases: una en que se producen

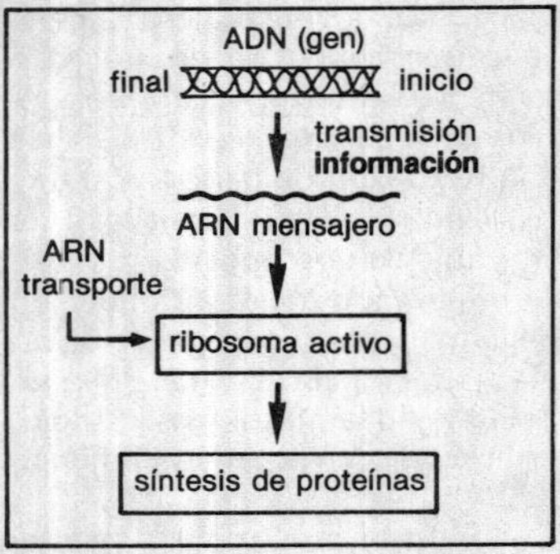

*En la síntesis orgánica de proteínas el ARNm transmite la **información** facilitada por el ADN del gen.*

reacciones hemodinámicas y otra en que tienen lugar los trastornos de la permeabilidad de los vasos sanguíneos. En el foco inflamatorio se produce una acidez local por la acumulación de detritos metabólicos ácidos. Esta acidez, junto con otros factores, da lugar a una vasodilatación de las arteriolas de la zona, aumenta la permeabilidad de la pared capilar lo que permite que a su través pasen fibrinógeno y globulinas, es decir proteínas que ocasionan una salida de líquido, por lo que se producirá el edema. También pasan leucocitos y otras células de la sangre (linfocitos, monocitos). Estos infiltrados celulares del foco inflamatorio tienen la capacidad de absorber y fagocitar los cuerpos extraños y detritos celulares. Al evolucionar la inflamación, se reabsorbe el exudado y tiene lugar el proceso de reparación del tejido mediante proliferación y cicatrización de fibroblastos. Las manifestaciones clínicas de la inflamación aguda ya fueron descritas hace casi 2.000 años por Celso (50 a. J.C.), que mencionó 4 síntomas cardinales: calor, rubor, tumor (debido al edema) y dolor. Galeno (129-201) añadió un 5.º síntoma: la impotencia funcional en el órgano donde asienta la inflamación.

inflexión f. Curvatura, desviación.

influenza f. Gripe*. || Virus de la gripe. (Recibe este nombre porque en la pandemia de 1743 se quiso indicar la influencia del frío como determinante de la enfermedad. Produce infecciones respiratorias de gran contagiosidad.)

información f. Conjunto de datos sobre un suceso, objeto, etc.

— **información genética:** aquella que transmite los caracteres hereditarios, tanto los del fenotipo como los del genotipo.

La información genética se halla en la doble cadena de ADN* que contiene miles de genes y que está constituida por una serie de bases nitrogenadas. Mediante los 4 tipos de bases nitrogenadas del ADN se pueden construir 20 aminoácidos diferentes que en definitiva darán origen a proteínas que tendrán una secuencia de aminoácidos en función de la secuencia de bases nitrogenadas. Estas proteínas son las que guardan el lenguaje de la herencia.

infracción f. Quebrantamiento o vulneración de una ley, norma, etc.

infraclavicular Que se sitúa debajo de la clavícula.

infraducción f. Movimiento hacia abajo. (Se aplica en particular al movimiento del ojo.)

infranuclear Debajo de un núcleo.

infrarrojo Radiación electromagnética cuya longitud de onda está comprendida entre 8.10^{-7} y 4.10^{-7} metros.

Se halla situada entre las microondas y la radiación visible, en el color rojo. Los infrarrojos largos apenas penetran la piel, los de onda más corta pueden penetrar la piel hasta 2 mm. No es una radiación calorífica de por sí, sino sólo cuando se absorbe. En terapéutica se utiliza para la cura de ciertas lesiones que necesiten la aplicación de calor: accidentes musculares o articulares, en especial.

infundíbulo En forma de embudo.

— **infundíbulo del corazón:** cono arterioso.

— **infundíbulo etmoide:** fosa alargada y estrecha en la cavidad nasal que se ensancha en forma de embudo y se abre cranealmente en el seno frontal.

— **infundíbulo de las trompas de Falopio:** abertura en forma de embudo de la extremidad más alejada de la trompa en relación al útero.

infusión f. Introducción de un líquido en una vena.

— **infusión salina:** inyección de suero salino.

infuso m. Producto de la infusión.

infusorio m. Animal unicelular provisto de pestañas y cilios vibrátiles. (Este término suele referirse a cualquier organismo que habita en líquidos y que no es perceptible a simple vista. Estos ciliados pueden ser parásitos en el hombre.)

ingesta f. Nombre genérico dado a todos los alimentos sólidos y líquidos introducidos en el organismo.

ingle f. Región anatómica que corresponde al pliegue formado por la unión entre el abdomen y el muslo, situada en la inmediata vecindad de la raíz de éste.

En el interior del pliegue se encuentra el **ligamento inguinal**, que se extiende entre la tuberosidad del pubis y la espina iliaca anteroposterior. Entre el arco crural (en la profundidad del pliegue) y el hueso iliaco pasan el músculo psoasiliaco, el nervio crural, la arteria femoral y la vena femoral. Por encima del arco crural se encuentra el conducto inguinal, por el que pasan el cordón espermático (en el hombre) y el ligamento redondo (en la mujer). Además, en la región inguinal se encuentra un número considerable de ganglios linfáticos. Se trata de una región que tiene gran importancia

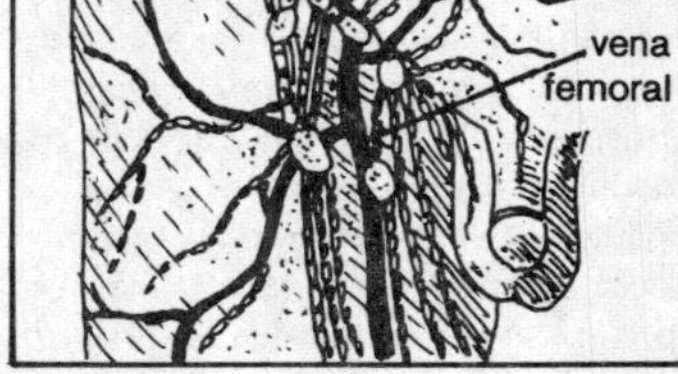

*El examen de la **ingle**, debido a sus numerosos ganglios linfáticos, tiene gran importancia en la clínica médica para un diagnóstico correcto.*

para el médico clínico, ya que en ella se producen gran diversidad de adenopatías (sifilíticas, tuberculosas, cancerosas, mononucleosis, linfogranuloma, enfermedades benignas, etc.), generalmente llamadas **adenopatías inguinales**; abscesos inguinales; hernias crurales; higromas de la bolsa serosa del psoas; afecciones vasculares (flebitis, varices, aneurismas de la arteria crural o femoral); dolores inguinales, etc.

ingrediente m. Cualquier cosa que, junto con otras, entra a formar parte de un remedio, guisado, bebida u otro compuesto.

inguinodinia f. Nombre que se da al dolor inguinal, es decir, al dolor localizado en la región de la ingle*.

ingurgitación f. Aumento de volumen y consistencia de un órgano, provocado por una acumulación de sangre, serosidad o líquido secretado por una glándula. (Sin. CONGESTIÓN; REPLECIÓN; OBSTRUCCIÓN; INFLAMACIÓN.)

inhalación f. Aspiración a través de las vías respiratorias de gases, vapores o líquidos nebulizados, particularmente con fines terapéuticos. En terapéutica, la inhalación consiste en la administración por vía respiratoria de sustancias que gozan de propiedades medicamentosas o anestésicas, sustancias que son absorbidas a través de los epitelios bronquial o pulmonar. El aparato utilizado para efectuar inhalaciones se denomina **inhalador**, y las sustancias inhalantes son gases naturales o vapores, líquidos finamente pulverizados o aerosoles, o sólidos (bajo forma de humos). Las inhalaciones con soluciones de medicamentos con acción descongestiva, espasmolítica, expectorante, etc. son muy útiles, sobre todo en el tratamiento de las enfermedades de las vías aéreas superiores.

inhibición f. Disminución o detención de una reacción química —por ejemplo enzimática— por la acción de una sustancia llamada **inhibidor***.

Un ejemplo de **inhibición reguladora** es la efectuada por el 6-fosfato de glucosa en el proceso de incorporación de la glucosa en la glucólisis*, promovida por la hexoquinasa. Otro ejemplo notable nos lo ofrece el inhibidor de tripsina específico, elaborado por el páncreas para protegerse de la acción nociva de las enzimas proteolíticas del tracto gastrointestinal (pancreatitis aguda). Como la tripsina libre puede activar no sólo al tripsinógeno y al quimotripsinógeno, sino también a otros cimógenos o fermentos digestivos, el inhibidor de tripsina impide de modo eficaz —por inhibición— la producción prematura de enzimas proteolíticas (destructoras de proteínas) libres en las células pancreáticas. A este tipo de inhibición se la denomina **inhibición específica**.

—Disminución o detención de las funciones de un órgano, generalmente a consecuencia de una irritación que es transmitida a dicho órgano por intermedio del sistema nervioso.

En particular, se entiende por inhibición el fenómeno por el cual una estructura capaz de responder activamente a determinados estímulos (por ejemplo, una célula nerviosa) resulta menos excitable de lo normal. En general, la inhibición es un proceso funcional activo que suspende o disminuye la manifestación de un dispositivo fisiológico, siendo su mecanismo opuesto al de la lesión orgánica de un aparato o de un sistema. De este modo se explican numerosos fenómenos, tales como la impotencia sexual psíquica, el bloqueo de los reflejos tendinosos, etc. Desde el punto de vista psíquico, las inhibiciones intervienen en el funcionamiento de la atención voluntaria y de las asociaciones de ideas, y hacen posible la represión. Las inhibiciones desarrolladas por la experiencia espontánea y la educación permiten al sujeto regular su conducta, ajustándola a la vez a sus necesidades (instintos) y a las exigencias de la vida social (prohibiciones). En psiquiatría, son numerosas las situaciones morbosas en que se observa una *exageración del mecanismo inhibidor*, que constituye los llamados **estados de inhibición** (melancolía, amnesia, abulia, confusión mental, etc.). Las *insuficiencias de inhibición* se encuentran, de ordinario, en las psicosis deficitarias (retrasos mentales, demencias, etc.), y también permiten comprender los impulsos, a veces delictivos, de ciertos psicópatas. Por último, los *desarreglos de la inhibición* psíquica son la razón dominante de las actitudes imprevistas de los inestables de carácter, en quienes los reflejos condicionados actúan a veces en desacuerdo con el estímulo, provocando respuestas anárquicas.

inhibidores m. pl. Elementos —físicos o químicos— capaces de disminuir o de suspender la actividad de una sustancia orgánica, o de retardar o de detener una reacción química sin tomar parte directa en ella. (V. INHIBICIÓN.)

— **inhibidores, nervios:** nervios cuya principal función consiste en inhibir estímulos de tipo sensitivo, motor o secretor. (Desempeñan un papel importante en la regulación de las funciones vegetativas, como, por ejemplo, el nervio vago o neumogástrico, que frena la actividad contráctil del corazón, disminuyendo el ritmo cardíaco.)

— **inhibidores de la anhidrasa carbónica:** medicamentos diuréticos utilizados fundamentalmente en el tratamiento de la insuficiencia cardíaca y del enfisema pulmonar. (Su efecto deriva de su acción inhibidora de la anhidrasa carbónica.)

La anhidrasa carbónica es la enzima que regula el equilibrio ácido-base; está en los hematíes, en la mucosa gástrica y en las células de los túbulos renales distales. Su papel es condicionar el intercambio entre el hidrógeno originado en los túbulos del riñón y el sodio presente en la orina tubular bajo la forma de bicarbonato; determina la reabsorción del sodio en el túbulo renal; favorece la formación renal del amoníaco y facilita el cambio entre hidrógeno y potasio. Por lo tanto, la inhibición de la anhidrasa carbónica determina el aumento de la eliminación de la formación renal de amoníaco, la disminución de la concentración de hidrógeno y el aumento de la eliminación de po-

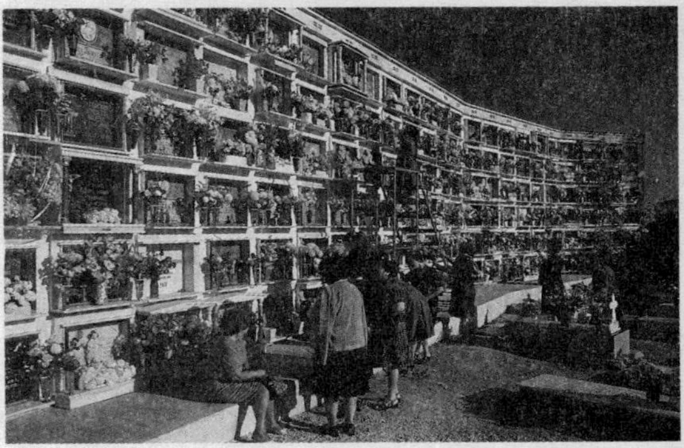

La ***inhumación*** *de los cadáveres es una práctica común a la mayoría de los pueblos y culturas. Sin embargo, su ceremonial es muy distinto.*

tasio. Ello conduce a una reducción de la presión parcial de anhídrido carbónico y de la reserva alcalina, a un aumento de la diuresis (secreción de orina), a un incremento del estímulo del centro respiratorio y a una acidosis* metabólica. Uno de los inhibidores de la anhidrasa carbónica más usados en la actualidad es la acetazolamida.

— **inhibidores de la ovulación:** anticonceptivos orales, a base de progesterona u otros progestágenos de síntesis, que frenan la maduración del folículo* y densifican el moco del cuello uterino, haciéndolo impermeable al paso de los espermatozoides. (Sin. OVULOSTÁTICOS.) [Su acción tiene probablemente efecto por inhibición de la secreción de gonadotropinas* hipofisarias, aunque este asunto todavía no está perfectamente aclarado.]

inhibina f. Nombre genérico dado a las hormonas que restringen los efectos estimulantes de otras hormonas.

inhumación f. Acto de dar sepultura a un difunto.

inión m. Protuberancia occipital externa. (Es el punto más saliente de la parte posterior del cráneo.)

injerto m. Implantación, sobre un individuo, de una porción de tejido o de órgano extraída de él mismo o de otro individuo. || En particular, porción de tejido o de órgano trasplantado.

Los dos tejidos que los cirujanos suelen trasplantar son la piel y el cartílago. Se sabe desde hace tiempo que la piel trasplantada de una persona a otra (**homoinjerto** o **aloinjerto**) casi invariablemente será rechazada; para que la piel que va a trasplantarse tenga posibilidades de prender en forma permanente es necesario utilizar el **autoinjerto** (trasplante autólogo), o sea, la piel obtenida de otra parte de la persona y trasplantada a una nueva localidad de la misma. Por fortuna, esto puede efectuarse de manera que el individuo vuelve a producir la piel en el lugar trasplantado. La piel puede injertarse de una a otra parte del cuerpo siguiendo dos métodos generales. En el primer

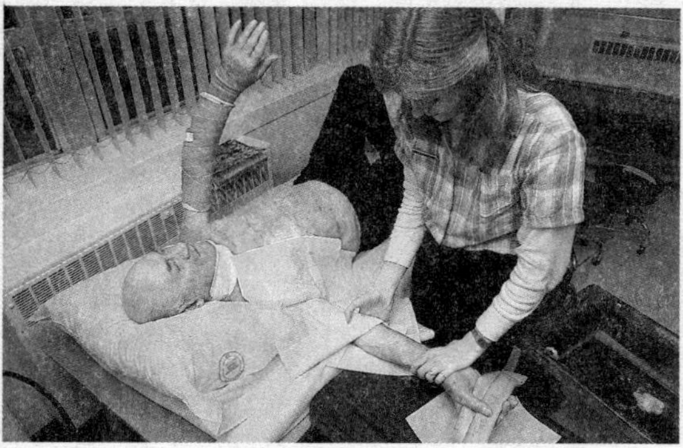

*Los **injertos** de piel, una vez superados, al menos en parte, los problemas inmunológicos, han permitido salvar la vida a muchos accidentados con quemaduras.*

método, denominado **injerto pediculado**, se desplaza una parte del cuerpo a otra vecina (por ejemplo, se lleva la piel del brazo cerca de la cara, para reconstruir parte de ésta, y se fija ahí por cierto tiempo) sin separar la piel completamente de su riego sanguíneo. Un borde grueso se deja unido a su riego sanguíneo original; el otro se fija en el lecho nuevo. Cuando, al cabo de unos días, el injerto tiene riego sanguíneo suficiente procedente de la zona a la cual está unido, puede cortarse su fijación inicial y fijarse en su lugar de modo regular. Sin embargo, casi siempre que se necesita un injerto de piel —por ejemplo, para cubrir una zona voluminosa donde la piel ha sido destruida completamente por una quemadura— se pueden utilizar **injertos de piel libre**, separados completamente de su riego sanguíneo original. El tipo de reacción que interviene en el **rechazo del injerto** (o del trasplante) de tejidos extraños se denomina *reacción de homoinjerto* (o de haloinjerto), reacción que es comparable a la observada en las reacciones de hipersensibilidad* tardía (V. INMUNOLOGÍA). Cuando no hay rechazo (normalmente en el autoinjerto), los pequeños vasos sanguíneos del lecho establecen en poco tiempo una conexión con los vasos del trasplante, circulando la sangre por crecimiento de capilares; entre tanto, la piel trasplantada vive por difusión desde el lecho del injerto. En el rechazo de injerto, los vasos sanguíneos del trasplante y los del huésped no establecen conexiones que permitan el restablecimiento de la circulación en la piel injertada; al contrario, hay una infiltración creciente de leucocitos a lo largo de la línea donde están en contacto el huésped y el tejido trasplantado, que destruyen las células del injerto. La situación de los **injertos de cartílago** es diferente de la de los de piel por dos motivos: 1) una persona tiene mucha piel que puede utilizarse para injertos, pero no tiene gran cantidad de cartílago, por lo tanto no hay mucho material disponible para un autoinjerto de cartílago (nariz, oreja, etc.); 2) el homoinjerto de cartílago, en muchos casos, no es destruido por la reacción de homoinjerto; es decir, sobrevive, entre otras causas, debido a que las células del cartílago incluidas dentro de la sustancia intercelular están protegidas de anticuerpos humorales de linfocitos por la sustancia intercelular que las rodea. En el **injerto de hueso**, la mayor parte de los osteocitos (células óseas) mueren; sin embargo, las células osteógenas, que constituyen la capa interna del periostio (membrana que rodea el hueso), tienen mayores posibilidades de quedar bañadas por líquido tisular y de sobrevivir que los osteocitos dentro del injerto. El injerto óseo se coloca de tal manera que cada uno de sus extremos penetra en el hueso vivo de los dos fragmentos que dicho injerto ha de reunir. Las células de la capa osteógena del periostio y de la médula del hueso principal proliferan y se dirigen hacia el injerto, formando nuevas trabéculas óseas y, en algunos casos, cartílago. Después de un tiempo, las trabéculas óseas que aumentan de longitud y de anchura por depósito de hueso neoformado en sus superficies alcanzan el injerto y se unen con él. Después que el injerto se ha unido a su huésped, tiene que resorberse lentamente, es decir, desaparecer, y ser sustituido por hueso nuevo. La resorción tiene lugar en dos zonas: en las superficies externas del injerto, donde las trabéculas de hueso neoformado se han unido a él, y en las superficies internas de los conductos haversianos (v. HUESO). Como la sustancia intercelular calcificada de un injerto es inerte, sin vida, no puede ser muerta por una reacción de homoinjerto. En consecuencia, un trasplante homólogo de hueso puede cubrir la función principal de un trasplante autólogo, pues esta función no depende de la supervivencia en el trasplante de células donadoras vivas. Por lo tanto, los trasplantes homólogos de hueso compacto pueden servir a un fin útil. El **injerto de tejido adiposo** sobrevive en parte si es autólogo (aproximadamente la mitad de las células del trasplante sobreviven); en cambio, el homoinjerto de este tipo siempre se atrofia, y al final lo único que queda es una cicatriz fibrosa. En algunos tipos de lesiones del tejido nervioso puede quedar destruida una región de nervio. En tales condiciones, resulta imposible aproximar los cabos y hay que recurrir al **injerto nervioso**. Para ello se extirpa un segmento de un nervio superficial menos importante y se coloca en posición adecuada para restablecer la continuidad del nervio lesionado. Después del injerto autógeno, las células de la vaina de Schwann del nervio injertado sobreviven y proliferan en los dos extremos del nervio cortado (v. AXÓN; NEURONA); claro está que los axones tienen que abrirse paso a través de los dos laberintos en lugar de uno solo, lo que explica que los resultados no sean siempre tan buenos como los que se lograrían uniendo directamente los dos cabos del nervio seccionado. En el **injerto de vasos sanguíneos** (trasplante de segmentos de vasos para evitar

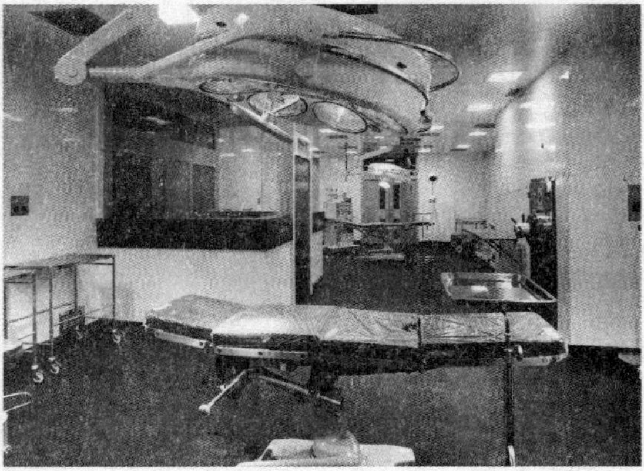

El aumento del número de ***injertos*** *y trasplantes ha impulsado la construcción de quirófanos especiales como en este hospital de Edimburgo, en Gran Bretaña.*

o sustituir segmentos de vasos deformados, enfermos y debilitados u ocluidos), el empleo de trasplantes autólogos sería muy limitado, ya que no podríamos disponer de injertos autólogos para sustituir cualquiera de los grandes vasos de la economía. Por lo tanto, los injertos de vasos sanguíneos generalmente deben ser de tipo homólogo. En estos injertos, hay pocas esperanzas de que sobrevivan las células; pero son eficaces —al igual que los trasplantes de hueso—, porque la sustancia intercelular sobrevive cierto tiempo (gracias a la elastina) mientras en su interior va creciendo tejido nuevo. Actualmente, como sustitutivos de los homoinjertos de este tipo se emplean productos sintéticos a los cuales se da la forma de vasos sanguíneos. Durante los últimos años se ha logrado con éxito el **injerto mieloide**, es decir la transfusión de médula ósea, que puede ser: autólogo (transfusión a un individuo de sus propias células); isólogo (donador y receptor son gemelos univitelinos, homocigotos); homólogo (donador y receptor son genéticamente distintos, pero de la misma especie y grupos sanguíneos lo más afines posible), y heterólogo (donador y receptor son de especies distintas).

— **injerto de Padgett:** aquel que tiene por objeto eliminar el tejido esclerodérmico de la base de la úlcera posflebítica y buscar un tejido sano con que conseguir una buena epidermización. (La extirpación es amplia, ocupando la mitad inferior de la pierna si es necesario; la zona dadora suele ser el muslo opuesto, la nalga o el abdomen.)

inmaduro f. Recién nacido con un peso inferior a 2,5 kilos.

No hay que confundir el inmaduro con el *prematuro*, nombre que se da al recién nacido de un embarazo que ha durado menos de 37 semanas a partir del primer día de la última menstruación; aunque aproximadamente el 70 % de los inmaduros son también prematuros. Por otra parte, el recién nacido de un embarazo que se ha prolongado más de 295 días recibe el nombre de *posmaduro*. Las causas más frecuentes de la inmadurez son las complicaciones del embarazo (hemorragias uterinas, rotura precoz de las membranas, etc.), aunque también pueden ser responsables ciertas anomalías del aparato genital, enfermedades infecciosas, metabólicas y endocrinas, cardiopatías descompensadas, malformaciones fetales, incompatibilidades sanguíneas y la gemelaridad. El inmaduro presenta unas características que lo distinguen del recién nacido normal: yace con las extremidades superiores extendidas y las inferiores en flexión y distanciadas; tiene los ojos hundidos y los pómulos salientes; su piel es delgada, y las manos y pies son fríos y cianóticos. La termorregulación del inmaduro es dificultosa debido a que los centros termorreguladores del hipotálamo* no se han desarrollado y la sudoración es escasa; por este motivo, tiene tendencia a enfriarse, su actividad muscular está reducida y el metabolismo basal disminuido. El inmaduro precisa de una asistencia especial (reanimación, alimentación adecuada, incubadora, etc.).

inmersión f. Sumersión de un objeto en un medio líquido. || En particular, se refiere a la inmersión subacuática practicada por los submarinistas.

Dejando aparte el riesgo de ahogarse, el submarinista está expuesto a una serie de *peligros de la inmersión* que dependen esencialmente del aumento de la presión y de la acción tóxica de los gases respirados bajo presión. El órgano auditivo puede sufrir trastornos de variada gravedad (rotura de la membrana del tímpano) en ausencia de equilibrio en la presión entre el oído externo y la caja del tímpano. La diferencia entre la presión existente dentro de la escafandra y la del agua circundante puede dar lugar a la aparición de petequias cutáneas (pequeñas manchas que no desaparecen al presionarlas), de hemorragias conjuntivales y de hematomas localizados en los pliegues de la vestimenta. Incidentes muy graves son los debidos a la acción tóxica de gases respirados bajo presión (oxígeno, nitrógeno, anhídrido carbónico), así como a una descompresión veloz en el momento de la emersión. (V. BAROTRAUMA.)

inmiscible Que no puede ser mezclado. (Como, por ejemplo, el aceite, que es inmiscible con agua.)

inmovilización f. Acto de impedir o imposibilitar el movimiento. La inmovilización es un método terapéutico que tiene por objeto conseguir de modo temporal o permanente la supresión de todos los movimientos de cualquier parte del cuerpo que haya sufrido traumas o esté afectada por enfermedades óseas o articulares (vendaje, escayolado, etc.). Por otra parte, cuando se trata de una actitud del cuerpo —o de parte de él—, en diversas afecciones del sistema nervioso central o como mecanismo reflejo calmante del dolor, también se habla de inmovilidad (o estado de inmovilidad). Por ejemplo, hay in-

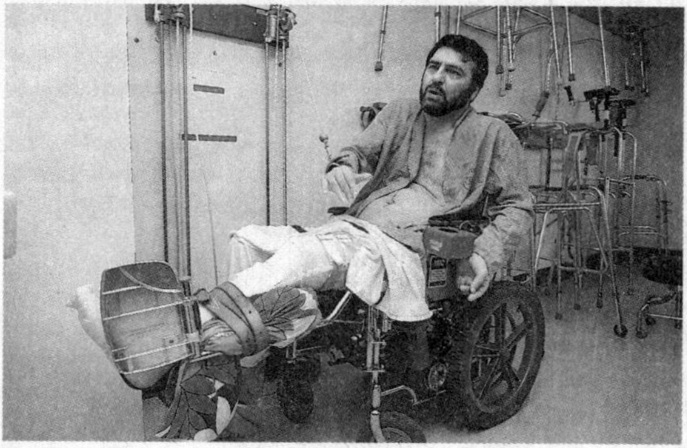

*En las fracturas y traumatismos, la **inmovilización** sirve para evitar posteriores daños (médula) o para facilitar la recuperación (fracturas).*

movilidad de las articulaciones cuando están afectadas por procesos inflamatorios.

inmune Estado defensivo suficiente de un organismo para evitar los efectos nocivos de agentes o influencias patógenos.

inmunidad f. Carácter que presenta el organismo que reacciona frente a los agentes que tienden a perjudicar el complejo equilibrio dinámico del propio organismo.

La palabra inmunidad deriva del latín y significa seguridad. La inmunología nació hace mucho tiempo cuando se observó que individuos que habían sobrevivido al ataque de una enfermedad infecciosa casi siempre estaban asegurados de no tener una segunda crisis de la misma enfermedad. Hoy se sabe que un motivo importante de que una persona sobreviva al primer ataque de la mayor parte de enfermedades infecciosas es que se desarrolla una nueva familia de células plasmáticas en su cuerpo en respuesta al germen que provocó la enfermedad. Los miembros de la familia de células plasmáticas que se forman en esta respuesta producen una proteína que es de la naturaleza de una gammaglobulina o inmunoglobulina*, y se llama *anticuerpo**. Este anticuerpo se combina con el germen causante de la enfermedad produciendo reacciones que originan la inactivación del germen patógeno. La gammaglobulina elaborada por la nueva familia de células plasmáticas es muy específica: sólo reacciona con el germen patológico particular (o con un germen muy similar a él), no con otro. Por lo tanto, los anticuerpos, y las células plasmáticas que los fabrican, son muy específicos. Aunque pueda haber unas cuantas excepciones, en general una célula plasmática puede sintetizar y secretar solamente un tipo de anticuerpo. El motivo de que un ataque de enfermedad infecciosa haga que la persona quede asegurada contra otro ataque es que la familia de células plasmáticas, que se desarrollan y fabrican anticuerpos para ayudar a vencer el primer ataque, sigue en el cuerpo

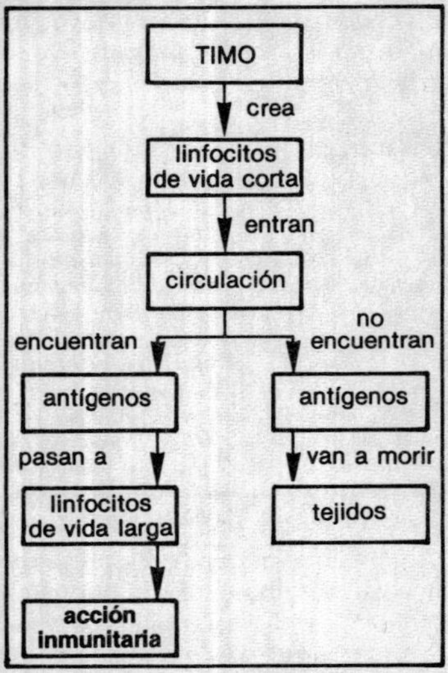

*El encuentro con antígenos activa la **acción inmunitaria** de los linfocitos.*

durante toda la vida. Las células plasmáticas de esta familia siguen fabricando anticuerpos suficientes (o, si es necesario, proliferarán hasta fabricar anticuerpos suficientes) en el torrente vascular para combinarse con los gérmenes del tipo de los que causaron la enfermedad que penetran en el cuerpo e intentan multiplicarse, haciéndolos inofensivos. Las células plasmáticas se desarrollan en el cuerpo cuando un *antígeno** penetra en él. Un antígeno no es sino una macromolécula diferente de todas aquellas macromoléculas que se desarrollan normalmente en el cuerpo y que quedaron expuestas a los líquidos corporales durante la vida embrionaria. Poco tiempo antes del nacimiento, el cuerpo desarrolla la capacidad de reconocer otras macromoléculas (diferentes) que penetran en él y reaccionan contra ella, formando anticuerpos. Además de las macromoléculas de virus y bacterias, macromoléculas extrañas de diversos materiales inertes pueden penetrar en el organismo y actuar también como antígenos; es el caso, por ejemplo, de polvos y pólenes que en alguna forma atraviesan la cubierta de la piel y las membranas de revestimiento para penetrar en los tejidos conectivos. Asimismo, algunas sustancias químicas (por ejemplo, ciertos medicamentos) que son absorbidas normalmente por el cuerpo, pueden combinarse con proteínas corporales constituyendo macromoléculas de configuración diferente de la que existe en el cuerpo y, por lo tanto, desencadenar la formación de anticuerpos. Existe otro tipo de mecanismo celular relacionado con la inmunidad que no depende primariamente de anticuerpos humorales; este otro tipo se observa en los fenómenos de rechazo de injertos, y está mediado por células que van directamente a los trasplantes de tejidos extraños (que son antigénicos), donde reaccionan con los antígenos extraños del trasplante y destruyen sus células. Las principales células que intervienen en este fenómeno no son, precisamente, células plasmáticas (v. INJERTO). El hecho de que un organismo no reaccione a sus propias macromoléculas se expresa diciendo que el cuerpo tiene una inmunidad genética para sus propias macromoléculas. En realidad, esta **inmunidad genética**, propia de la especie, raza o población, expresa la historia de la especie, resultante de una presión selectiva particular. Junto a este tipo de inmunidad natural existe otro que expresa la historia del individuo: es la llamada **inmunidad adquirida** mediante el proceso de los contactos experimentados por este individuo con materiales heterogéneos, bacterianos, víricos, etc. El suero sanguíneo se enriquece en globulinas (anticuerpos) reactivas por un primer (o repetido) contacto con determinadas sustancias heterogéneas (antígenos). La sensibilización del organismo por parte de determinados antígenos puede ser un hecho no manifiesto, y el estado de relativa inmunidad que se adquiere constituye entonces el único signo que descubre el fenómeno. Otras veces, la reacción del organismo con el material infectante se manifiesta como un proceso visible; la enfermedad infecciosa, por ejemplo, que en ocasiones puede ir seguida de un estado de inmunidad particularmente intenso y duradero. La ciencia médica ha tratado de proteger a los individuos de las infecciones, provocando en ellos un contacto y, en consecuencia, una sensibilización tan eficiente como la producida por la enfermedad: es el caso de la vacunación*, que produce una inmunidad por tratamiento, es decir, una **inmunidad artificial activa**. También se puede producir una **inmunidad artificial pasiva** inyectando suero de sujetos (incluso animales) ya inmunizados con anterioridad por vacunación, suministrando de este modo anticuerpos ya formados (en lugar de antígenos para la formación de anticuerpos). [V. INMUNIZACIÓN.]

inmunización f. Producción de anticuerpos* por un organismo en el cual ha aparecido un antígeno*, bien para proteger al organismo de manifestaciones mórbidas, o bien para interactuar con el antígeno produciendo la enfermedad. || En un sentido más restringido, acto por el cual se confiere la inmunidad, bien por la vacunación (**inmunización activa**), bien por la inyección

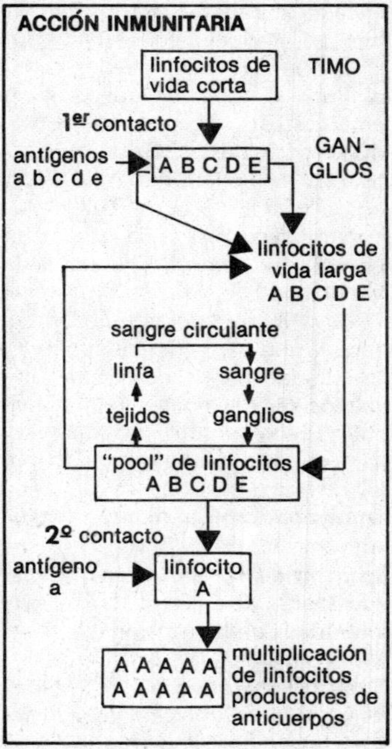

En el segundo contacto con antígenos los linfocitos se multiplican.

de suero específico (**inmunización pasiva**). [V. INMUNIDAD.]
La eficacia y duración de la inmunización varían mucho de una enfermedad a otra. En enfermedades como la tuberculosis y la sífilis, la inmunización es débil y se ve complicada con fenómenos de hipersensibilidad. La inmunización es eficaz en el caso de enfermedades por bacterias que actúan mediante exotoxinas (toxinas producidas por la bacteria y que actúan independientemente de ésta), como el tétanos y la difteria; en cambio, es menos eficaz y duradera para los gérmenes que producen endotoxinas (toxinas que la bacteria retiene), como el tifus y el cólera, y muy variable en el caso de los gérmenes que producen agresinas (sustancias que activan la virulencia de la bacteria), como los neumococos. Para ciertas enfermedades víricas, la inmunidad es de breve duración a causa de la variabilidad del virus (gripe, resfriados), o incluso ineficaz (herpes); otras (rubéola, varicela) confieren inmunidad para toda la vida, pudiendo ser prevenidas (como la viruela, fiebre amarilla, poliomielitis, etc.) con la máxima seguridad mediante vacunación.

inmunocomplejo m. Complejo* imnune.

inmunodeficiencia adquirida, síndrome de Alteración de la inmunidad celular ocasionada por el virus del SIDA*.

inmunodepresores m. pl. Nombre genérico de todos los agentes que suprimen o reducen las reacciones inmunológicas específicas del organismo contra un antígeno, bloqueando el sistema de defensa inmunitario humoral o celular de este organismo, el cual se halla entonces en estado de *tolerancia* inmunitaria*.
Los principales agentes inmunodepresores son: los rayos X; los antimetabolitos (fármacos que inhiben el metabolismo normal celular); los alquilantes (productos activos que frenan la división celular); los corticoides, y el suero antilinfocito (que elimina los linfocitos timodependientes y, de otro lado, los incapacita para reconocer el antígeno). La terapia inmunodepresora ha adquirido en los últimos años un notable interés por su aplicación en los trasplantes* de órganos para evitar el fenómeno de rechazo. (V. INJERTO.)

inmunoelectroforesis f. Procedimiento de separación y de estudio cualitativo de las proteínas humorales.
El procedimiento consiste, en primer lugar, en practicar una electroforesis* de zona sobre una placa de gelatina; después se hace difundir en la placa a lo largo de la línea de migración de las proteínas; perpendicularmente a ésta, se difunde un suero preparado para reaccionar electivamente con una de las proteínas plasmáticas (por ejemplo, las inmunoglobulinas). Los anticuerpos de este suero encuentran sus antígenos específicos; es decir, según los casos, todas las proteínas reveladas por la electroforesis o la proteína contra la cual se ha preparado electivamente el suero. Entonces, estos anticuerpos forman un precipitado lineal en forma de arco revelador (inmunoprecipitación).

inmunofluorescencia f. Método basado en la fijación de fluoresceína (materia colorante que presenta una fluorescencia verde muy intensa) sobre un anticuerpo específico. (Permite descubrir el anticuerpo en una mezcla anticuerpo-antígeno por examen al microscopio con luz de rayos ultravioleta.)

inmunoglobulinas f. pl. Nombre genérico bajo el cual se designan diversas globulinas* pertenecientes al grupo de las gammaglobulinas, existentes en el suero sanguíneo y en diversos humores, dotadas de una actividad anticuerpo y poseyendo estructuras bioquímicas análogas.

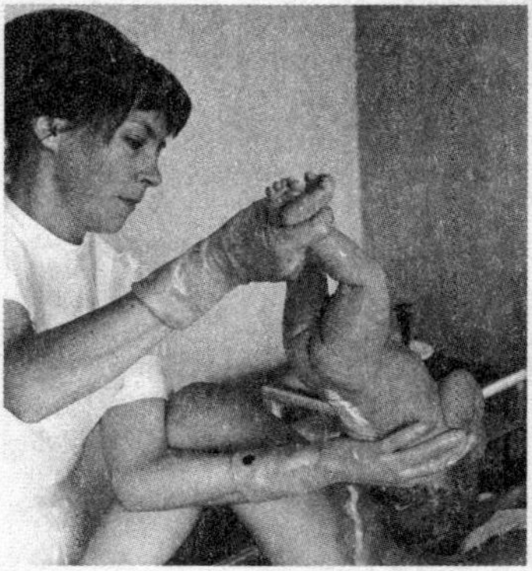

Inmunidad. *Ya antes de nacer, el organismo desarrolla la capacidad de reaccionar ante distintas macromoléculas o antígenos.*

Las moléculas de las inmunoglobulinas aparecen en el suero sanguíneo y en ciertos tejidos de una especie de vertebrados determinada como respuesta a la aparición (o inyección) de un antígeno*, una proteína u otra molécula extraña a dicha especie. Cada proteína extraña provoca la formación de un anticuerpo (inmunoglobulina) diferente. Esta respuesta del organismo, que es muy específica respecto a la proteína inyectada, recibe el nombre de *respuesta inmune* y constituye la base de todo el campo de la inmunología*. Las moléculas de los anticuerpos, que se forman por células especializadas, llamadas linfocitos, se pueden combinar con el antígeno que provoca su formación y forman un *complejo antígeno-anticuerpo*. Frecuentemente, frente a las enfermedades infecciosas puede conferirse la inmunidad por inyección de cantidades muy pequeñas de algunos componentes moleculares; por ejemplo, antígenos del microorganismo o del virus causante. Los linfocitos del huésped forman inmunoglobulinas frente a estos antígenos extraños. Si los microorganismos que suministran el antígeno invaden en una época posterior la sangre o la linfa del animal inmunizado, las inmunoglobulinas formadas por el animal neutralizan o inactivan al microorganismo o al virus invasor al combinarse con sus componentes antigénicos. Los vertebrados son los únicos animales capaces de dar una respuesta inmune, por lo que esta respuesta constituye un producto reciente de la evolución biológica. Las inmunoglobulinas son proteínas complejas, de peso molecular elevado, que contienen cuatro cadenas polipeptídicas y varios grupos carbohidrato; tienen forma de Y y poseen dos sitios de unión que son complementarios frente a rasgos estructurales específicos de la molécula de antígeno, lo que hace posible el establecimiento de una red tridimensional en la que se alternan las moléculas de antígeno y de inmunoglobulina, lo que permite precipitar el antígeno formando un agregado reticular insoluble. Cada tipo de antígeno puede unirse y estimular el crecimiento y la división de una clase específica de linfocito o inmunocito que sintetizará una sola línea o clon de células idénticas, que elaboran un solo tipo de inmunoglobulina específica la cual se une sólamente al antígeno que ha inducido su proliferación. Las inmunoglobulinas no sólo pueden ser inducidas en respuesta a la mayoría de proteínas de otras especies animales, de bacterias, de virus, de parásitos y de plantas, sino también frente a cualquier macromolécula, aunque no se trate de una sustancia natural. Ello planteó, durante mucho tiempo, un gran enigma: no hay suficiente ADN* (ácido desoxirribonucleico) en el núcleo de las células humanas para codificar a los millones de inmunoglobulinas distintas, además de a los muchos millones de proteínas normales del cuerpo, características de la estructura, del metabolismo y de la individualidad de un organismo humano. La respuesta a este enigma surgió de los estudios de la estructura de las moléculas de las inmunoglobulinas y de los genes que las codifican. Una molécula de inmunoglobulina contiene dos cadenas polipeptídicas largas o pesadas y dos cadenas cortas o ligeras. Las cadenas están unidas entre sí por puentes disulfuro. Cada cadena pesada y cada cadena ligera contiene una región que posee una secuencia aminoácida invariable, característica de cada especie (denominada región C o constante), y también una región V o variable, en la cual la secuencia aminoácida es distinta para cada anticuerpo específico. La región constante de las cadenas pesadas contiene tres zonas en las cuales las secuencias aminoácidas son similares. La molécula de inmunoglobulina tiene dos centros de unión para el antígeno, cada uno de los cuales está localizado en la hendidura o depresión existente entre los extremos de las regiones variables de una cadena pesada y de una ligera. La investigación ha revelado que el ADN que codifica las regiones variables, tanto de las cadenas ligeras como de las pesadas, consta de varias clases de genes diferentes, esparcidos por todo el conjunto de cromosomas, que pueden ser transpuestos y ensamblados en varias disposiciones secuenciales. El ADN de las regiones variables se sintetiza a partir, quizás, de 400 genes variables diferentes, de unos 12 genes de diversificación y de 4 genes de unión, que pueden ordenarse en combinaciones diferentes para producir el ADN de 20.000 o más regiones variables. Éstas, a su vez, experimentan alteraciones adicionales en sus secuencias de bases y se unen a la región constante de diferentes ADN para originar millones de genes distintos productores de anticuerpos. La transposición y la recombinación de genes o de partes de genes es un

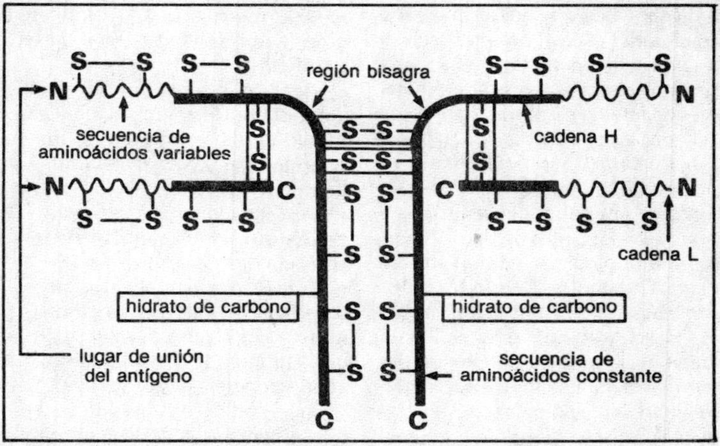

Inmunoglobulina G (IgG), la más abundante en el plasma humano.

proceso muy activo y preciso, mediante el cual se pueden producir inmunoglobulinas específicas frente a casi todas las macromoléculas.

inmunohemólisis f. Rotura de los hematíes o glóbulos rojos de la sangre, sensibilizados por un anticuerpo específico, bajo la acción del complemento. (Sin. REACCIÓN DE INMUNOHEMÓLISIS.)

Internacionalmente, la reacción de inmunohemólisis se designa por los símbolos EAC o SAC, donde E significa eritrocito (o hematíe), A es anticuerpo, S es la localización (*site* en inglés) antigénica del eritrocito sobre el cual se fija una molécula del anticuerpo específico correspondiente y C es el complemento, añadiendo las cifras 1, 4, 2, etc., según la fracción de complemento en juego. (V. COMPLEMENTO.)

inmunología f. Rama de la medicina que estudia las reacciones (beneficiosas o nocivas) del organismo en el cual aparece un elemento que entra en la categoría de los antígenos.

En su inicio, la inmunología se ocupaba del estudio de los mecanismos de resistencia a la infección; sin embargo, más tarde se apreció que las reacciones inmunológicas implicaban a veces hipersensibilidades nocivas para el organismo. Además, a mediados del siglo actual, la inmunología recibió un enorme empuje por los estudios efectuados en el rechazo de homoinjertos (injertos* entre dos individuos distintos de la misma especie), estudiándose aquellos procesos en los que la respuesta inmunológica podría estar inhibida y en los cuales sería posible que el homoinjerto prendiese. De esta forma se descubrió el establecimiento de un estado específico de tolerancia inmunológica para un antígeno* determinado, y la demostración del efecto inmunosupresor de una serie de medicamentos que se habían acreditado terapéuticamente activos en el tratamiento de las neoplasias* (formaciones de tejido de carácter tumoral). Simultáneamente se descubrieron un conjunto de entidades causantes de la muerte de lactantes debido a defectos inmunológicos (inmunocarencias). El estudio de estos últimos procesos abrió paso a la idea según la cual el timo (glándula activa en la infancia) tiene como función primordial el mantenimiento de la normalidad inmunológica del individuo. Al mismo tiempo, se demostró la acción nociva de las reacciones inmunológicas contra los tejidos del propio individuo en diversas enfermedades. Por ejemplo, en la tiroiditis de Hashimoto se hallaron anticuerpos en el suero dirigidos contra el propio tejido tiroideo: resultaba evidente que el organismo podía reaccionar contra sus propios tejidos lesionados por un agente infeccioso o físico-químico como si se tratase de un cuerpo completamente extraño. (V. INMUNIDAD; INMUNIZACIÓN; HIPERSENSIBILIDAD; ALERGIA.)

inmunomimético Que limita un proceso de inmunidad determinado. (Como, por ejemplo, el **reflejo condicionado inmunomimético**, causante de ciertas reacciones de inmunidad, tales como la modificación leucocitaria de la sangre y la producción de anticuerpos específicos.)

inmunopatología f. Estudio de las reacciones mórbidas provocadas por la aparición de un antígeno en el organismo y por la formación consecutiva del anticuerpo correspondiente.
En sentido estricto, la noción de alergia* es más amplia que la de inmunidad y la incluye. Los términos inmunología y alergia han ido sufriendo, en el curso de la historia inmunológica, una transposición, de modo que el término alergia ha venido a identificarse con lo que clínicamente podríamos llamar hipersensibilidad. Ésta no es sino una inmunidad no defensiva y perjudicial. Por tanto, entendido como una aberración del antiguo concepto de «inmunidad defensiva», no hay inconveniente en hacer sinónimos hipersensibilidad e inmunopatología, término este último que tiende a imponerse hoy en día. Las alteraciones del complejo sistema inmunitario pueden ser la principal causa de grupos de enfermedades diversos: enfermedades debidas a insuficiencia congénita o adquirida del sistema inmunitario (V. AGAMMAGLOBULINEMIA); enfermedades causadas por hiperplasia o tumores de células del sistema inmunitario (producción anormal de gammaglobulinas anómalas); enfermedades debidas a una actividad anormal del organismo contra antígenos del ambiente externo (enfermedades alérgicas), o enfermedades autoinmunes (tiroiditis de Hashimoto, anemia perniciosa, esclerodermia, etc.).

inmunoprofilaxis f. Profilaxis de las inmunopatías, es decir, de las enfermedades debidas a la presencia de antígenos en el organismo. La profilaxis de las enfermedades infecciosas puede ser activa (con va-

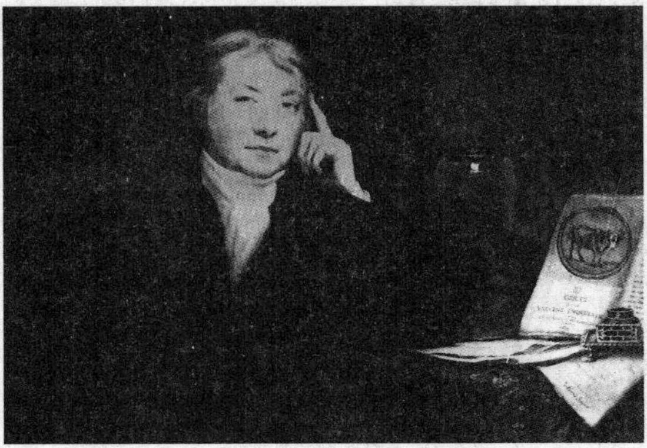

*Edward Jenner (1749-1823), médico británico, fue el creador de la primera vacuna (contra la viruela) que inauguró una nueva terapéutica: la **inmunoterapia**.*

cunas) o pasiva (con sueros inmunes). La profilaxis activa produce un descenso de la inmunidad natural del organismo en los días sucesivos a la aplicación de la vacuna (fase negativa), por lo que, en la mayoría de casos, no es aconsejable cuando el peligro es inminente; por ello las vacunaciones se realizan con anticipación, muchas veces siguiendo un plan establecido. Cuando el peligro es inminente (por ejemplo, en el caso de una herida infectada en un individuo no vacunado contra el tétanos), se practica la profilaxis con suero vacunal para prevenir al organismo a largo plazo, y una profilaxis con suero, para la protección inmediata. (V. VACUNACIÓN; VACUNAS.)

inmunoproteína f. Proteína plasmática con acción anticuerpo. (V. ANTICUERPO; INMUNOGLOBULINA.)

inmunoquímica f. Parte de la química que estudia los procesos inmunológicos. (Trata las reacciones de inmunidad, reacciones antígeno-anticuerpo, así como la constitución química de los antígenos y de los anticuerpos.)

inmunorreacción f. Reacción de inmunidad*. (V. INMUNIDAD; INMUNIZACIÓN.)

inmunosuero m. Suero* inmune.

inmunoterapia f. Terapéutica destinada a proteger un organismo contra la agresión de una sustancia extraña (antígeno) por medio de anticuerpos específicos aportados a este organismo (**inmunoterapia pasiva por suero**), o cuya producción es suscitada en el organismo (**inmunoterapia activa**, normalmente por inoculaciones de pequeñas dosis de antígeno).

En el campo de la inmunoterapia específica se utilizan como medicamentos las vacunas y los sueros, aunque las vacunas no son propiamente inmunoterápicas, puesto que no curan directamente la infección, sino que la previenen (profilaxis). La inmunoterapia inespecífica se basa fundamentalmente en el empleo de inmunoglobulinas*, que contienen una notable variedad de anticuerpos (específicos e inespecíficos) y aumentan las defensas generales del organismo. Existen también otras sustancias (lisados de caseína, lipoides, etc.) estimulantes de las defensas orgánicas, que también son usadas en inmunoterapia inespecífica.

inmunotransfusión f. Transfusión de sangre extraña inmunizada. (Procede de un donador que ha recibido, algunas horas antes de la extracción de sangre, una inyección subcutánea de vacuna con el fin de aumentar el poder bactericida del suero.)

innato Término ambiguo que hace referencia a la disposición propia del individuo que obedece a causas ocasionales que han actuado, más o menos directamente, durante la concepción o la gestación. (El término, por tanto, difiere de hereditario* y de congénito*.)

innocuo Inofensivo.

inocito m. Célula de tejido fibroso (variedad de tejido conjuntivo formado por haces de fibras).

inocoma m. Unidad fundamental periódica de la miofibrilla*.

inoculación f. Introducción en el organismo de una sustancia que contiene gérmenes patógenos.

La inoculación de agentes patógenos vivos, muertos o atenuados y sus toxinas puede efectuarse de modo accidental (insectos, heridas, etc.) o voluntariamente, con fines terapéuticos o experimentales (cultivos especializados en el laboratorio). En algunas infecciones, la inoculación de sangre o de otros productos al animal de experimentación constituye un importante método de diagnóstico. En el animal inoculado se produce un estado patológico típico o lesiones significativas o un estado infeccioso, en el cual se encuentra mucho más fácilmente que en el enfermo el germen responsable de la enfermedad infecciosa. Un ejemplo característico lo ofrece la tuberculosis. El producto sospechoso (pus, esputos, derrames, etc.) se inocula en el tejido subcutáneo de la región inguinal de un cobayo. A las cuatro o cinco semanas, si el producto era tuberculoso aparece un chancro de inoculación, o bien, sin chancro, una hipertrofia de los ganglios inguinales. Sacrificado el animal, se comprueba la existencia de lesiones tuberculosas en los ganglios, así como granulaciones miliares y, a veces, también extensas lesiones caseosas (cuya forma es parecida al queso) en el bazo, hígado y pulmón. Si el animal no presenta ningún síntoma patológico de este tipo, puede esperarse dos meses más y sacrificarlo; si entonces faltan las lesiones tuberculosas, puede eliminarse el diagnóstico de tuberculosis. Otras pruebas son más rápidas. Por ejemplo, la inoculación del producto sospechoso de contener neumococos*, subcutáneamente en la región dorsal del ratón, produce a las cuarenta y ocho horas, si en efecto hay neumococos, la muerte del animal o un estado premortal.

inogénesis f. Proceso de formación de tejido fibroso.

inoperable Que no puede ser operado o intervenido quirúrgicamente. || Que no puede curarse mediante una operación quirúrgica.

inopexia f. Exageración de la coagulabilidad de la sangre.

inorgánico Dícese de una sustancia química en cuyas moléculas no interviene carbono orgánico. (Sin. MINERAL.) || Dícese de un fenómeno que es independiente de toda lesión de un órgano; no es sinónimo de funcional. (Sin. ANORGÁNICO.)

inosemia f. Excesiva cantidad de fibrina en la sangre.

inosita f. Sustancia perteneciente al grupo de las vitaminas B*. (Su carencia provoca en el ratón la detención del crecimiento y en la rata la degeneración adiposa del hígado; se encuentra en los tejidos vegetales y animales.) [Sin. INOSITOL; AZÚCAR DE CARNE.]

inositis f. Proceso inflamatorio del tejido fibroso.

inotrópico Que concierne a la contractibilidad de la fibra muscular. || Que influye en la contracción muscular. (Sin. INOTROPO.)

La capacidad de la fibra muscular cardíaca para efectuar contracciones más o menos amplias (**inotropismo**), puede sufrir variaciones por la influencia del sistema nervioso, de fármacos o por cualquier situación que sea capaz de modificarla; la influencia ejercida sobre la fuerza de contracción del miocardio se conoce por **acción inotropa**. Ésta puede ser positiva o negativa, según aumente o disminuya la fuerza de contracción, respectivamente. Por ejemplo, el simpático tiene acción inotropa positiva, así como la digital* (entre los fármacos); en cambio, el parasimpático tiene acción inotropa negativa.

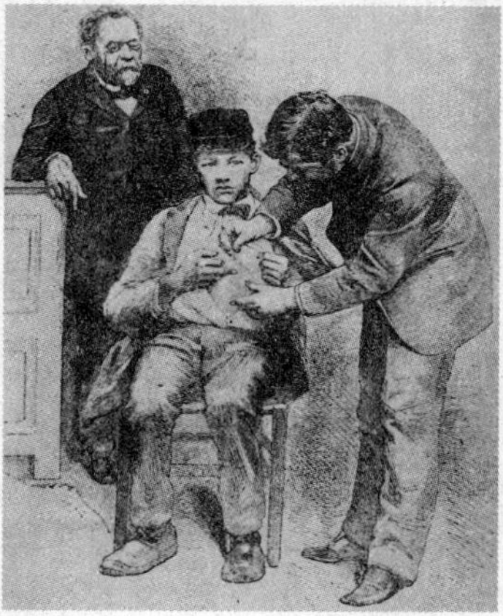

Pasteur observa la ***inoculación*** *de su vacuna contra la rabia a un paciente.*

inquietud f. Estado de preocupación, tensión o inseguridad.

El término se utiliza en sentido favorable para expresar un movimiento de ánimo opuesto a la tranquilidad, encerrando, por tanto, una idea de tensión y de voluntarismo. En cambio, en un sentido patológico la inquietud indica un estado de inseguridad como forma menor y reducida de la ansiedad y de la angustia, oponiéndose, por tanto, a la capacidad plena de laxitud o de concentración. La inquietud, en el sentido patológico de la palabra, se encuentra en la mayoría de las neurosis, así como en el comienzo de las psicosis.

— **inquietud de las piernas:** síndrome caracterizado por la necesidad imperiosa de cambiar de postura de las piernas, que el paciente cruza, descruza, extiende o flexiona sin cesar. (En la bibliografía internacional este síndrome se conoce normalmente por *restless legs*.)

inquilino m. Parásito que, sin alimentarse del huésped, vive sobre o dentro de él, aprovechándose sólo de protección y alojamiento.

insalivación f. Acción de mezclar los alimentos con la saliva en la cavidad de la boca.

La insalivación es la primera fase de la digestión de los alimentos, durante la cual éstos son triturados y transformados en una especie de papilla llamada bolo alimenticio. La secreción de saliva por las glándulas salivales es estimulada por vía refleja por la comida, los sabores, olores, etc. La formación del bolo alimenticio resultante de una buena masticación e insalivación es de gran importancia para la digestión ulterior de los alimentos ingeridos que pasan al estómago.

insalubre No saludable. || Que no es bueno para la salud.

insecticida m. Sustancia destinada a luchar contra los insectos nocivos al hombre, a los animales o a las plantas.

Según su mecanismo de acción, los insecticidas se clasifican en: insecticidas por contacto, por ingestión, por asfixia, polivalentes, etc. Según su constitución química, se distinguen: aceites minerales, insecticidas inorgánicos, orgánicos naturales, orgánicos sintéticos, etc. La mayor parte de los insecticidas que se usan en la actualidad son productos orgánicos sintéticos; muchos de ellos (por ejemplo el DDT) se caracterizan por una gran estabilidad, por lo que su acción residual por contacto puede perdurar hasta un año después de la aplicación. El empleo de los insecticidas se ha difundido y generalizado de tal forma que está creando graves problemas toxicológicos, debidos en general a causas accidentales derivadas de su manejo inadecuado. Además, el empleo de insecticidas que tienen una notable acción residual para la protección de sustancias alimenticias plantea otro grave problema: el de los residuos tóxicos en los alimentos. Los derivados organofosforados, de los que el paratión puede considerarse un prototipo, se cuentan entre los productos más peligrosos de manejo en agricultura como plaguicidas. Además, algunos de estos productos se emplean como insecticidas caseros. Estas sustancias actúan como inhibidores irreversibles de la colinesterasa y, dado que esta enzima es la que regula la destrucción de la acetilcolina que se está formando continuamente en el organismo y que participa en la transmisión sináptica a distintos niveles, el cuadro clínico depende de la presencia de gran cantidad de acetilcolina a nivel de sus receptores específicos. Así, aparecen signos tales como miosis (contracción de la pupila), salivación, náuseas, vómitos, dolores abdominales, diarrea y debilidad muscular generalizada. Por otra parte, existen manifestaciones de excitación central, a las que se suman, en fases más avanzadas, la dificultad respiratoria, convulsiones y coma. Si el producto ha sido ingerido por vía oral y no existe aún sintomatología importante, el tratamiento consiste en inducir el vómito o el

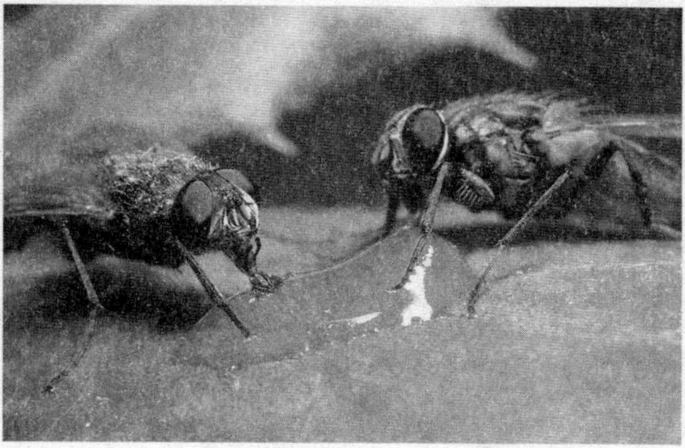

*La mosca común (*Musca domestica*) es un* ***insecto*** *de antenas cortas y ojos pardos y un importante vehículo de infección por el material séptico que transporta.*

lavado gástrico con solución de bicarbonato sódico (al 5 %). Si los síntomas de intoxicación son evidentes, debe administrarse de inmediato atropina (vía intramuscular o intravenosa); la pralidoxima es particularmente eficaz para contrarrestar las manifestaciones esqueléticas. Los insecticidas halogenados (DDT, lindano, clordano, etc.) componen otro grupo de insecticidas de mecanismo de acción similar y de toxicidad parecida en cuanto a sus características, aunque no en su potencia. La intoxicación aguda por estos compuestos se manifiesta fundamentalmente por signos de excitación del sistema nervioso central, con hiperexcitabilidad, incoordinación, temblores y convulsiones, a los que sigue fallo respiratorio y circulatorio. Además, hay que tener en cuenta que todos estos preparados sensibilizan el miocardio a las catecolaminas, y que un esfuerzo físico importante puede desencadenar una fibrilación ventricular, con muerte súbita. Si el tóxico ha sido ingerido, el tratamiento consiste en el lavado de estómago con agua; si el contacto ha sido cutáneo, hay que someter al paciente a un riguroso lavado con agua y jabón. Por lo demás, el tratamiento es simplemente de sostenimiento, evitando siempre la administración de aminas que activan la función vasomotora.

insectífugo Sustancia que repele los insectos.

insectos m. pl. Clase de artrópodos caracterizada por presentar el cuerpo dividido en tres regiones (cabeza, tórax y abdomen), tres pares de patas torácidas y quince segmentos poscefálicos.

Los insectos constituyen la clase de artrópodos más abundante en especies y ocupan sin duda el lugar principal entre los artrópodos vectores de parásitos y de organismos patógenos, tanto por las enfermedades a que dan lugar como por el número de especies implicado en su transmisión. Además, los insectos pueden determinar estados morbosos mediante líquidos tóxicos inoculados al picar, o, como ocurre en ciertas especies de moscas, nutriéndose, durante el estado larvario, de los tejidos del hombre o de diversos animales. Entre los **insectos hematófagos** (que se nutren de sangre) existen muchos transmisores de enfermedades (piojos, pulgas, tábanos, moscas, flebotomos, mosquitos, etc.).

inseminación f. Introducción de esperma en las vías genitales femeninas. (V. FECUNDACIÓN.)

insensibilización f. Abolición de la sensibilidad local o general.

inserción f. Lugar donde un músculo se une a un hueso cuya movilidad es mayor que la del hueso donde se origina. (Puede ser directamente o a través de ligamentos y aponeurosis.) || Adherencia de la placenta al endometrio durante el embarazo. || Acto de introducir o implantar una estructura anatómica en otra.

inserto Introducido, incluido. || Unido, implantado.

insidioso Dañino con apariencia inofensiva. (Dícese, sobre todo, de ciertas enfermedades o dolencias que cursan con apariencia de benignidad y de forma sutil y que, no obstante, pueden ser graves.)

insolación f. Nombre dado a un conjunto de accidentes producidos por la acción prolongada de la irradiación solar.

Los síntomas locales son del tipo de las quemaduras, que pueden ser de grado muy diverso. Los síntomas generales suelen ser: dolor de cabeza, vértigos, excitación nerviosa, fiebre (hipertermia) y, en casos graves, delirio y estado de coma. Puede manifestarse en diversas formas (meningítica, sincopal, etc.). No solamente los rayos solares pueden ser causa del síndrome de insolación, sino también ambientes de mucho calor (v. GOLPE DE CALOR). La hipertermia de la insolación o el acaloramiento (por ejemplo, en los fogoneros) puede alcanzar grados elevadísimos; aparece bruscamente, a veces algún tiempo (varias horas) después de haber cesado la acción del sol o del calor, cuando el enfermo está, quizá, tranquilamente dormido en su cama. La intensidad de la hipertermia es, en estos casos, de gran valor pronóstico. La reposición del enfermo puede ser lentísima, persistiendo largo tiempo un estado de obnubilación crepuscular, pulso lento, etc. El tratamiento es sintomático.

insomnio m. Falta de sueño. || Incapacidad de dormir en condiciones normales.

En clínica se habla de **falsos insomnios** en ciertos casos de neurópatas y neurasténicos convencidos de que no duermen, dando a pequeños insomnios la proporción de un insomnio completo. Hay, además, personas que ignoran que normalmente pocas horas de buen sueño pueden bastar a una buena salud, y se esfuerzan inútilmente por dormir un número de horas que se han fijado de antemano. En general, a medida que se avanza en edad, se necesita dormir menos. Además, el temperamento individual puede influir mucho: los individuos con constitución pícnica* (bajos y regordetes) requieren, por lo común, menos horas de sueño que los asténicos o leptosómicos* (altos y delga-

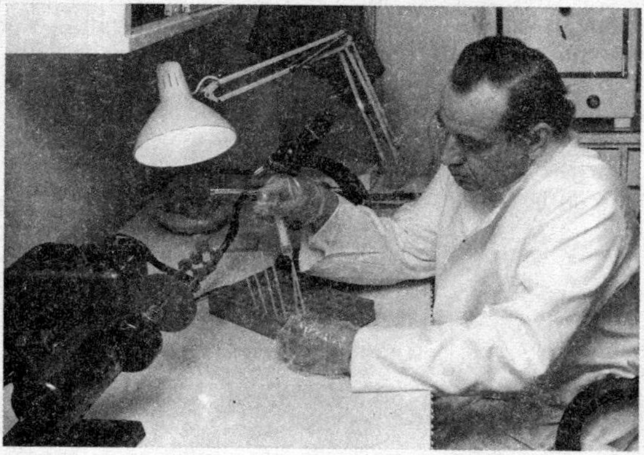

Banco de semen creado en Bremen, en la R. F. de Alemania, en 1970. Se emplea para la ***inseminación*** *en parejas con dificultades para tener hijos.*

dos). Es igualmente evidente que causas banales pueden impedir el sueño, ya que éste está muy sometido al hábito, a verdaderos reflejos condicionados, por lo que toda alteración de las costumbres habituales (horas de comer; exceso de café o tabaco; duración y calidad del trabajo; cambios de clima; etc.) puede perturbar el sueño habitual. También se dan insomnios por molestias físicas (dolor, tos, reuma, fiebre, etc.). El insomnio patológico, eliminadas las causas hasta aquí expuestas, puede ser la manifestación principal de estados de neurosis, sobre todo del tipo angustioso, tan común en los neurasténicos; de estados psicopáticos (melancolía, manía, etc.); de parálisis general; de hipertiroidismo; de insuficiencia hepática, etc. Se presenta también a menudo en las meningitis, en la uremia latente, en las fases de ligera descompensación cardíaca que preceden a la hiposistolia. Por último, en las mujeres climatéricas no es raro el insomnio.

inspección f. Examen o reconocimiento general del paciente mediante observación visual, que precede al examen más detenido para descubrir los síntomas de la enfermedad mediante palpación, auscultación, percusión, etc.
Mediante la inspección se obtienen numerosos datos referentes al aspecto, constitución, posibles malformaciones, actitud, etc. del paciente, que, en algunos casos, pueden ser suficientes por sí solos para orientar el diagnóstico.

inspiración f. Acto fisiológico mediante el cual el aire exterior penetra en los pulmones. (Constituye la primera fase de la respiración*, a la que sigue la espiración*.)
La inspiración se efectúa merced a un conjunto de movimientos que tienen como finalidad ampliar la capacidad volumétrica de la caja torácica y crear en ella una presión inferior a la atmosférica. El más importante de los factores que determinan este ensanchamiento de la caja torácica es el movimiento ha-

cia abajo del diafragma, acompañado de un movimiento hacia arriba y hacia afuera de las costillas. Al ensancharse la cavidad pleural, la presión atmosférica hincha desde dentro los pulmones, efectuándose la ventilación pulmonar. El aire inspirado llega al pulmón a través de un sistema de canales (vías respiratorias); al atravesarlos, el aire se purifica, se satura de vapor acuoso y se calienta gracias a la presencia de vellosidades y a la tortuosidad de su recorrido —especialmente en su primer trayecto—, a los movimientos de los filamentos ciliares vibrátiles del epitelio, a la vasta superficie evaporadora de la mucosa que tapiza dichas estructuras y al gran número de vasos sanguíneos que irrigan esta mucosa.

instilación f. Acción de verter o introducir un líquido gota a gota en una superficie mucosa o en el interior de un conducto o cavidad orgánica, con finalidades terapéuticas. Las instilaciones más usadas son: conjuntivales, nasales, paranasales, auriculares, laríngeas, traqueales, bronquiales, vesicales y uretrales. La instilación se puede efectuar con ayuda de un simple cuentagotas común o bien con un instrumento llamado **instilador**, que consta de una sonda provista de una extremidad ensanchada y de una jeringa con émbolo a tornillo; accionando el tornillo se va introduciendo el medicamento gota a gota.

instinto m. Tendencia hereditaria a actuar de un cierto modo, en respuesta a un estímulo, sin ayuda de la razón.

Mediante el instinto, el individuo realiza una adaptación biológica sin necesidad de aprendizaje ni reflexión consciente anticipatoria. En los animales, las reacciones instintivas constituyen el 95% de su comportamiento activo. Los rasgos característicos de la actividad instintiva son: no se equivoca (a menos que se modifiquen artificialmente las condiciones ambientales); es innato y heredado (no necesita aprendizaje), y es relativamente estereotipado (se produce siempre de forma prácticamente igual). En el hombre, el comportamiento instintivo es muy reducido en el sentido biológico del término; en él, los instintos se limitan a los reflejos; solamente el recién nacido ejecuta un complejo instintivo, la succión, pero lo pierde inmediatamente después del destete; la actividad intelectiva puede alterar el comportamiento instintivo humano. En psicoanálisis, el término adquiere otra dimensión, confundiéndose prácticamente con el término «pulsión»*. Así, considera dos tipos de instintos: el **instinto sexual** y el **instinto de agresión**. Ambos nacen de necesidades biológicas del organismo, estando en relación con dos formas diferentes de energía psíquica: la libido*, asociada a la pulsión sexual, y la asociada a la pulsión agresiva (o de muerte). Actualmente se admite que la realización de un acto instintivo está controlada por un complejo conjunto de factores de orden nervioso, hormonal, sensorial e incluso genético. Según hipótesis formuladas recientemente a partir de experimentaciones realizadas con numerosos vertebrados, los ac-

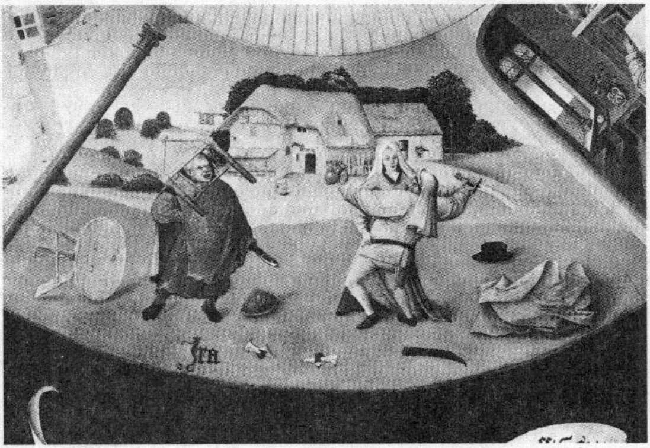

*El psicoanálisis distingue la libido, o **instinto sexual**, del **instinto de agresión** o **de muerte**. En la ilustración, «La ira» de El Bosco. En el hombre, el instinto biológico es muy reducido.*

tos instintivos elementales estarían gobernados por centros situados en la médula espinal, mientras que los actos instintivos complejos tendrían su centro en el hipotálamo.

institución f. Categoría social aparecida para atender alguna necesidad básica de la sociedad y que adquiere carácter orgánico y permanente.

— **institución psiquiátrica:** aquella que atiende a los llamados enfermos mentales.

La necesidad de la institución psiquiátrica en la sociedad moderna ha sido motivo de grandes controversias. La corriente antipsiquiátrica defiende que el tratamiento psíquico es un proceso natural, siendo el manicomio la institución que impide su desenvolvimiento, agravando la situación del enfermo. En cambio, el psicoanálisis preconiza la *psicoterapia institucional*, como un intento organizado de aplicar los principios del psicoanálisis al tratamiento de los enfermos psicóticos en el medio hospitalario. La psicoterapia institucional surgió en Francia tras la Segunda guerra mundial, y en la actualidad constituye una de las alternativas más coherentes en el campo de la práctica psiquiátrica. No pretende simplemente tratar a los psicóticos, sino estudiar y modificar en profundidad la dinámica de los hospitales psiquiátricos, con objeto de convertirlos en auténticas instituciones terapéuticas, incorporando a la asistencia psiquiátrica hospitalaria importantes aspectos del pensamiento de Freud y de Marx, así como aportaciones psicosociales como las de K. Lewin y otros.

instrucción f. Explicación del modo de empleo en una prescripción o fórmula medicamentosa.

instrumental m. Conjunto de instrumentos usados en cirugía. (Sin. INSTRUMENTAL QUIRÚRGICO.)

Es tan variado el número de instrumentos empleados en cirugía que sería imposible dar una relación completa de ellos, sobre todo teniendo en cuenta que cada cirujano tiene preferencias por modelos determinados y hasta manda construirlos con modificaciones especiales. El instrumento quirúrgico es normalmente de hierro o de acero niquelado o cromado; actualmente se construye casi siempre de acero inoxidable. El instrumental empleado en cada intervención varía según la índole de ésta; pero hay un conjunto de instrumentos indispensables en toda operación. Los **instrumentos de diéresis**, es decir, para la separación de partes unidas, son fundamentalmente los bisturíes y las tijeras. Los **instrumentos de disección** forman dos grupos: los *de presión*, que sirven para sujetar los tejidos (pinzas de disección), y los *de separación* (bisturíes y tijeras); para disección roma se utilizan las espátulas y las tijeras cerradas. Los separadores son instrumentos destinados a rechazar los tejidos, ensanchando el campo operatorio. Las **pinzas de paños** sirven para sujetar paños delimitando el campo operatorio. En las operaciones sobre huesos se utilizan instrumentos especiales, tales como: periostótomos, escoplos, gubias, cizallas, cucharillas, martillo, mazo, perforador, sierras de arco, pinzas de secuestros. En operaciones sobre el tórax son útiles los costótomos, periostótomos, separadores, pinzas clamps, etc. Sobre el cráneo: periostótomos, trépano de corona, de fresa o eléctrico, sierras, medidores, escoplo de pestaña, etc. En operaciones abdominales: separadores de valvas, espátulas maleables, clamps de coprostacia, aplastadores, agujas tubulares, etc. En operaciones ginecológicas: valvas vaginales, dilatadores de cuello, histerómetro, cucharillas de legrado uterino, separador abdominal, agujas de pedal, clamps largos, espéculo, pinza de cura, etc. Todos los instrumentos quirúrgicos precisan de la máxima limpieza, conservación y cuidados.

insuficiencia f. Déficit de rendimiento funcional de un órgano.

— **insuficiencia aórtica:** cierre deficiente de la válvula aórtica que permite la regurgitación de sangre (reflujo de sangre en sentido contrario) en el ventrículo izquierdo durante la diástole.

Una de las consecuencias de la insuficiencia aórtica es la dilatación y aumento de tamaño del ventrículo izquierdo. La causa u origen clásico más importante de la insuficiencia aórtica es la sífilis o las alteraciones reumáticas. Sin embargo, también hay casos de origen traumático, arteriosclerótico o infeccioso. Hoy en día, las causas más frecuentes son la endocarditis (inflamación de la membrana que cubre la cara interna del corazón) bacteriana, el aneurisma disecante de la aorta y el estrechamiento del istmo (estenosis ístmica) de esta arteria. En los casos avanzados de insuficiencia aórtica, o en los asociados con lesiones mitrales, el tamaño del corazón alcanza grados extraordinarios (*cor bovinum*). El signo de mayor valor diagnóstico es la gran diferencia tensional: tensión máxima alta y mínima baja. La insuficiencia aórtica a menudo va asociada a la estrechez aórtica.

— **insuficiencia cardíaca:** disminu-

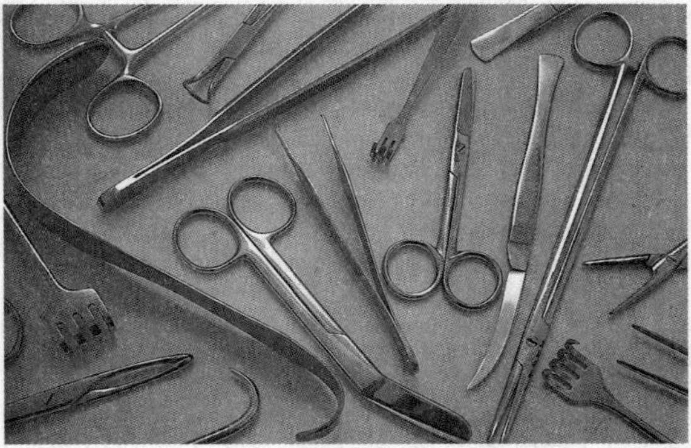

Instrumental utilizado en cirugía. La calidad del instrumental quirúrgico y su esterilización deben ser dos de sus principales características.

ción de la función del corazón, que es incapaz de recibir o propulsar la sangre adecuadamente.
Puede presentarse en forma crónica, aguda o subaguda, o paroxística. La **insuficiencia cardíaca crónica** es debida al empeoramiento progresivo de la función cardíaca, sea por persistencia de la sobrecarga impuesta a una o más cavidades, o por empeoramiento progresivo del daño del músculo cardíaco (miocardio), debido a un proceso inflamatorio, metabólico, circulatorio o degenerativo. La **insuficiencia cardíaca aguda** o **subaguda** se debe preferentemente a algún factor desencadenante, que puede ser: una infección respiratoria, especialmente broncopulmonar; la presentación aguda o subaguda de trastornos del ritmo, en especial taquiarritmia, taquicardia ventricular y bloqueo auriculoventricular; una embolia pulmonar (en las estenosis mitrales); un infarto de miocardio; una endocarditis bacteriana o reumática en actividad, etc. La **insuficiencia cardíaca paroxística** aparece en dos ocasiones: en la insuficiencia ventricular izquierda aguda, iniciada en general por el decúbito en enfermedades que causan sobrecarga del ventrículo izquierdo (hipertensión, lesiones valvulares aórticas) y en las que lo lesionan (infarto de miocardio), y en la insuficiencia ventricular derecha aguda por embolia pulmonar en un tronco circulatorio importante. El tratamiento en la insuficiencia cardíaca comprende los siguientes extremos: reducción del trabajo cardíaco, tonificación del miocardio y mejoramiento de la calidad sanguínea. La reducción del trabajo cardíaco se consigue con: reposo; sedación (supresión de los estados de ansiedad; medicamentos de tipo tranquilizante o sedante); decúbito inclinado (una elevación de la cabecera de la cama menor de 30 cm no es eficaz); dieta (poco volumen, rica en proteínas y repartición de la comida en mayor número de veces); restricción de sodio (más o menos intensa según el grado de insuficiencia); medicación diurética que disminu-

ya la cantidad de líquido; corrección de trastornos hidroelectrolíticos (causados por la restricción de sodio y la administración de diuréticos); evacuación de derrames (derrames pleurales y peritoneales), y sangría. La tonificación del miocardio se obtiene con medicación cardiotónica y el mejoramiento de la calidad sanguínea, mediante oxigenoterapia*, gracias a la cual mejora la dificultad respiratoria, aumenta la eliminación de orina, disminuye la cianosis y puede descender la presión venosa, mejorando el rendimiento cardíaco.

— **insuficiencia circulatoria:** síndrome que aparece cuando el músculo cardíaco (miocardio) se hace ineficaz para mantener el dinamismo circulatorio de la sangre a su nivel y características normales. Esta insuficiencia miocárdica puede ser debida a una real lesión del órgano cardíaco o a una exageración extraordinaria de las resistencias periféricas, que conducen a un trastorno intermitente de un miocardio teóricamente suficiente. Se suele describir una insuficiencia del ventrículo derecho (v. INSUFICIENCIA VENTRICULAR DERECHA) y otra del izquierdo (v. INSUFICIENCIA VENTRICULAR IZQUIERDA). En realidad, ambas se presentan generalmente unidas y es, con frecuencia, muy difícil hacer su diferenciación. El síndrome de insuficiencia circulatoria hasta aquí descrito es de tipo permanente; cuando la insuficiencia circulatoria sobreviene súbitamente, se manifiesta por colapso, choque (shock), síncope o lipotimia.

— **insuficiencia coronaria:** irrigación coronaria insuficiente en relación al requerimiento de sangre por parte del miocardio. (Suele ser debida a una esclerosis coronaria o a una insuficiencia circulatoria que repercute en la circulación de las coronarias.)

— **insuficiencia genital:** v. HIPOGONADISMO; HIPOPITUITARISMO.

— **insuficiencia hepática:** disminución o insuficiencia del funcionamiento de la célula hepática o hepatocito*.

La insuficiencia hepática aparece por la incapacidad del hepatocito para cumplimentar una, varias o todas sus funciones, debida generalmente a una alteración de los sistemas enzimáticos celulares, que son los instrumentos de trabajo de la célula y que, en el hepatocito, se encuentran dispuestos en zonas determinadas; en su mayoría anclados en las organelas celulares (mitocondrias, retículo endoplasmático, lisosomas, etc.). El metabolismo íntimo de la célula hepática depende del mantenimiento del orden y composición de estos sistemas enzimáticos. El grado de insuficiencia dependerá, por tanto, de la intensidad de la alteración y del número e importancia de los sistemas enzimáticos afectados. Según su jerarquía, las funciones hepáticas pueden clasificarse en cuatro grupos. El primero, fundamental, comprende los procesos que producen la energía necesaria para la «conservación de la vida» celular y elaboran los materiales necesarios para reparar los destruidos por el desgaste o por lesión. La energía deriva en gran parte del adenosintrifosfato* (ATP), producido por combustión de los fragmentos del metabolismo de las proteínas, hidratos de carbono y grasas, que tiene lugar en las mitocondrias. Éstas son muy sensibles a los diversos agentes nocivos, y cuando su lesión es difusa y alcanza cierto grado, se produce el fallo hepatocelular que repercute sobre el sistema nervioso y tiende a producir el coma. El segundo grupo comprende las funciones que aseguran la regeneración celular. Esto requiere un aporte suficiente de las sustancias precursoras de los ácidos nucleicos, de las proteínas y de las lipoproteínas que forman las membranas de la célula y de sus organelas. La regeneración parece estimulada por la acción de ciertas sustancias producidas, en parte, por el hígado y liberadas al destruirse las células hepáticas. El tercer grupo lo constituyen aquellas funciones que elaboran sustancias indispensables para mantener el equilibrio o estabilidad del organismo (homeostasis) y cuya perturbación traduce un déficit global del funcionalismo hepático. Entre estas funciones destacan la regulación de la glucemia (cantidad de azúcar en la sangre) y de la producción de orina, que sirve para eliminar el amoníaco de procedencia intestinal, renal o metabólica. Otras generan elementos esenciales para la coagulación sanguínea (complejo protrombina) o sintetizan seroalbúmina. La síntesis deficiente de protrombina suele traducirse en su tasa sanguínea más precozmente que la de la seroalbúmina y su evolución hasta el fallo hepático total puede producirse rápidamente en la hepatitis aguda grave, o de forma progresiva, más o menos lenta, en las hepatitis crónicas y cirrosis hepáticas. El cuarto grupo comprende funciones hasta cierto punto secundarias para el hígado, pero cuya falta o insuficiencia repercute en mayor o menor grado sobre el organismo. En general, se trata del déficit o ausencia de alguna enzima que impide la transformación o elaboración de una sustancia cuya acumulación puede ser nociva para el organismo y, en algunos casos, para el hígado. Esto ocurre en las glucogenosis, glucolipidosis, en la galactosemia, etc. En la insuficiencia hepática global, una terapéutica eficaz debería evitar la descerebración, disminuir o impedir la necrosis hepática y favorecer la regeneración celular, pero ningún tratamiento actual satisface estas exigencias. Respecto a la regeneración, una dieta rica en aminoácidos parece ser fundamental. En la insuficiencia hepática del tercer grupo, la norma terapéutica básica consiste en aminorar en lo posible la carga funcional del órgano, para atender sus funciones básicas de conservación y regeneración celular. La regulación de la glucemia puede conseguirse mediante la ingesta frecuente y fraccionada de amiláceas (sustancias que contienen almidón) o, en caso necesario, con infusiones de solución de glucosa y levulosa. La ureogénesis puede aliviarse reduciendo las proteínas de la dieta y la formación y absorción de amoníaco en el intestino. En la insuficiencia hepática del cuarto grupo, la terapéutica varía según los casos, dando a veces buen resultado la administración de la enzima deficitaria o la inducción enzimática.

— **insuficiencia hipofisaria:** hipopituitarismo*.

— **insuficiencia miocárdica:** V. INSUFICIENCIA CARDÍACA.

— **insuficiencia mitral:** disminución del rendimiento o funcionamiento de la válvula mitral del corazón, que permite la regurgitación o reflujo en dirección contraria de la sangre hacia la aurícula izquierda durante la sístole.

En esta insuficiencia hay un aumento y dilatación del ventrículo izquierdo, una disminución de la tensión arterial (hipotensión*), una tendencia a la cianosis y dificultad respiratoria al realizar esfuerzos. Las causas suelen ser reumáticas, pero también pueden ser infecciosas.

— **insuficiencia ovárica:** V. HIPOOVARISMO; HIPOGONADISMO.

— **insuficiencia pancreática:** V. HIPOINSULINIA.

— **insuficiencia paratiroidea:** V. HIPOPARATIROIDISMO.

— **insuficiencia pilórica:** disminución del rendimiento o funcionamiento del píloro, de modo que permite el paso de alimentos del estómago al intestino antes de ser digeridos totalmente.

— **insuficiencia pulmonar:** cierre deficiente de la válvula pulmonar, de modo que la sangre vuelve hacia el ventrículo derecho durante la diástole. (Hay una dilatación del ventrículo derecho y cianosis intensísima. Puede ser debida a endocarditis reumática o infecciosa; en otras ocasiones es congénita.)

— **insuficiencia renal:** deficiencia de la función renal, en especial una disminución de la filtración glomerular.

Puede presentarse en forma aguda o crónica. La **insuficiencia renal aguda** es el fallo del conjunto de mecanismos cuyo resultado es la formación de la orina. Se caracteriza por una supresión o disminución acentuada de la producción de orina (anuria u oliguria) y el desequilibrio humoral correspondiente, que comprende complejos desórdenes hidroelectrolíticos y una gran retención nitrogenada. De hecho, corresponde a la anuria de origen renal: anuria secretora. Puede tener su origen en muy diversas entidades patológicas (nefrosis tóxica necrotizante, necrosis cortical, sepsis, etc.); no obstante, existen unas normas terapéuticas comunes. El tratamiento de la fase oligoanúrica se basa en: aporte de agua regido según las pérdidas extrarrenales de agua; suministro de electrólitos (potasio, sodio); combatir la acidosis (bicarbonato sódico); aporte de calorías en cantidad y supresión del aporte proteico exógeno. Cuando la fase oligoanúrica está vencida, la secreción de orina (diuresis) suele aumentar rápidamente; en ese momento hay que prevenir la deshidratación y la pérdida de sales (fase diurética). En la insuficiencia renal aguda es frecuente tener que recurrir a la diálisis* peritoneal o al riñón artificial. En la *insuficiencia renal aguda funcional* (anuria prerrenal), inicialmente el riñón no está lesionado, pero condiciones hemodinámicas (de la circulación e im-

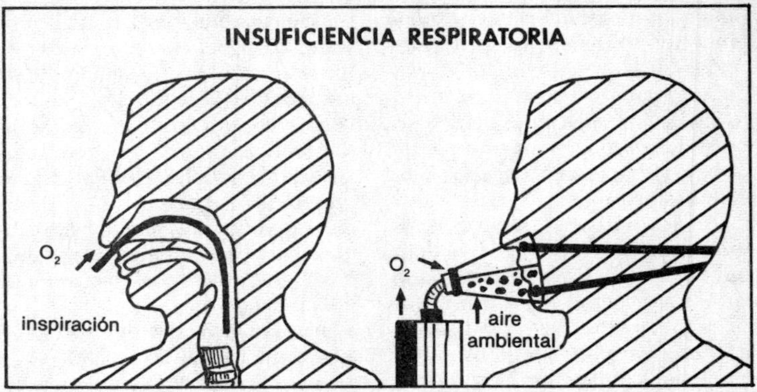

*El oxígeno necesario para el tratamiento de la **insuficiencia respiratoria** se proporciona mediante una cánula (izquierda) o con una mascarilla (derecha).*

pulso de la sangre) anormales dificultan su funcionamiento. Esta situación corresponde generalmente a dos grandes grupos de causas: trastornos circulatorios del tipo del choque y colapso, y trastornos hidroelectrolíticos del tipo de la deshidratación. El tratamiento es el de la causa responsable. También hay una *insuficiencia renal aguda por obstáculo de las vías excretoras* (anuria obstructiva), cuya causa más frecuente es la formación de cálculos o piedras (litiasis); el tratamiento suele ser la extracción del cálculo. La **insuficiencia renal crónica** consiste en una incapacidad persistente y progresiva del riñón para depurar el medio interno, con pérdida permanente de su capacidad de acomodación para la excreción adecuada de agua, sales y metabolitos. La circulación sanguínea renal y su organización funcional están totalmente trastocadas y, como resultado, existe un complejo trastorno humoral que se engloba con el nombre genérico de uremia o retención nitrogenada, que acompaña a todas las nefropatías. El tratamiento es sintomático; en él hay que considerar: la dietética general (calorías necesarias, con la producción de una mínima cantidad de residuos nitrogenados); el aporte de electrólitos (sodio, potasio, calcio); la terapéutica de la acidosis (bicarbonato); el tratamiento sintomático (síntomas urémicos); el de la nefropatía causal; el de la hipertensión, si existe; la depuración extrarrenal (diálisis peritoneal, riñón artificial), y la situación actual del problema de los trasplantes renales.

— **insuficiencia respiratoria:** incapacidad del sistema pulmonar para mantener las tensiones normales de oxígeno, anhídrido carbónico (CO_2) o ambos en la circulación arterial.

Existe insuficiencia respiratoria cuando los mecanismos fisiológicos pulmonares son incapaces de mantener dentro de los límites normales las cifras de oxígeno arterial, es decir, cuando existe hipoxemia (oxigenación deficiente de la sangre) de origen pulmonar. Esta hipoxemia podrá acompañarse de dificultades en la eliminación del anhídrido carbónico, en cuyo caso éste quedará retenido en el alveolo pulmonar y en la sangre capilar que lo rodea, de modo que la que abandonará el pulmón saldrá también con una presión arterial de CO_2 aumentada (hipercapnia), debido a una alteración ventilatoria acentuada (hipoventilación alveolar). Es lógico, pues, clasificar la insuficiencia respiratoria en dos grandes grupos: sin hipercapnia (es decir, hipoxemia simple), llamada **insuficiencia respiratoria parcial**; con hipercapnia, o **insuficiencia respiratoria global**. A medida que el CO_2 retenido vaya aumentando en la sangre, ésta irá volviéndose ácida (acidemia o acidosis ventilatoria descompensada). Como el organismo busca siempre un pH normal, lentamente irán aumentando los bicarbonatos del plasma, de modo que, aun cuando las cifras de presión arterial de CO_2 sigan altas, el pH tenderá a normalizarse (acidosis ventilatoria compensada). En el tratamiento de los episodios agudos o de reagudización íntegra se trata la causa desencadenante (infecciones o intoxicaciones de los centros respiratorios, enfermedades broncopulmonares, etc.); se intenta mejorar la ventilación (cinesiterapia, oxigenoterapia); se estimula la ventilación (analépticos, ventiloterapia); se mejoran las condiciones circulatorias (sangría, digitálicos, diuréticos); se inicia un tratamiento general con antibióticos y corticoides, y se realiza un control biológico, humoral y nutritivo. Además, es imprescindible un tratamiento fuera de los episodios de reagudización (régimen de vida, profesión, tabaco, clima, régimen alimenticio, cinesiterapia y cura postural, tratamiento médico).

— **insuficiencia suprarrenal:** V. HIPOSUPRARRENALISMO.

— **insuficiencia tiroidea:** V. HIPOTIROIDISMO.

— **insuficiencia tricuspídea:** deficiencia en el cierre de una válvula tricúspide, causa del reflujo de sangre hacia la aurícula derecha durante la sístole.

En esta insuficiencia hay aumento del ventrículo derecho y de la aurícula derecha, así como del área de la cava superior; típica dilatación del cayado de los ácigos; soplo sistólico intenso en la región xifoidea y epigástrica; gran cianosis; pulso arterial blando; tensión venosa elevada. Puede ser primitiva (por causas reumáticas o por otras infecciones) o secundaria a otras lesiones cardíacas o pulmonares, que dilatan el ventrículo derecho haciendo insuficiente la válvula sin lesión del orificio.

— **insuficiencia ventricular derecha:** insuficiencia miocárdica del ventrículo derecho.

Se caracteriza por estasis hepática precoz, estasis venosa (visible sobre todo en las yugulares) con aumento de la presión venosa e intensa cianosis. Puede estar producida por: lesiones cardíacas, sobre todo del corazón derecho (estenosis mitral, lesiones de la válvula tricúspide, inflamación de las arterias coronarias, etc.); lesiones de la arteria pulmonar y de sus ramificaciones (cardíacos negros); lesiones crónicas del parénquima pulmonar (bronquitis y enfisema, escoliosis, asma, etc.).

— **insuficiencia ventricular izquierda:** insuficiencia miocárdica del ventrículo izquierdo.

Salvo en la estenosis mitral, el asma cardíaco y el edema pulmonar, este tipo de insuficiencia se debe a un fallo brusco del ventrículo izquierdo (insuficiencia ventricular izquierda aguda), el cual puede originarse por un debilitamiento agudo del propio miocardio (infarto de miocardio) o por una sobrecarga brusca en una cardiopatía izquierda (un factor usual desencadenante de sobrecarga es el decúbito supino durante el sueño). Ante este síndrome agudo, cuyo nudo es la estasis (disminución de la velocidad de circulación de la sangre) pulmonar aguda, el peligro es inminente, por lo que el tratamiento es de urgencia.

— **insuficiencia vertebrobasilar:** déficit circulatorio en el territorio de las arterias vertebrales y del tronco basilar.

Casi siempre se debe a lesiones debidas a un depósito de lípidos (ateroma) que producen un estrechamiento o una oclusión de la arteria. Da lugar a manifestaciones variadas, a veces desencadenadas por el esfuerzo o por las variaciones de posición, siempre transitorias y recidivantes, y que traducen el sufrimiento isquémico (consecuente a la detención de la circulación sanguínea) del tejido nervioso: dolor de cabeza en la región occipital, pérdida del equilibrio, trastornos visuales o motores, episodios de somnolencia o de amnesia, etc. La evolución es muy variable. Puede conducir a la cronicidad por insuficiencia circulatoria permanente.

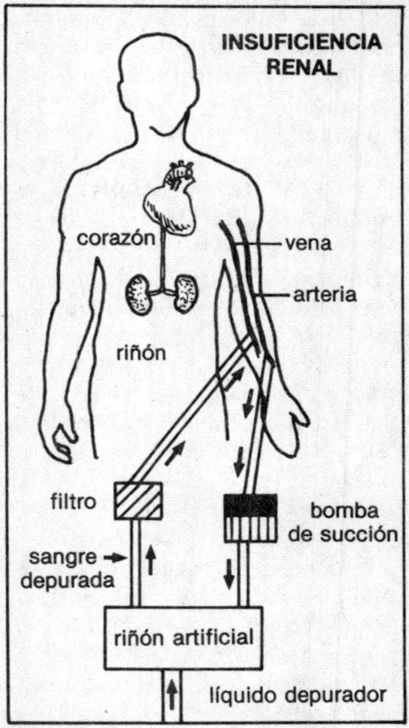

*En la **insuficiencia renal** se emplea el riñón artificial para depurar.*

insuflación f. Inyección, en una cavidad corporal, de gases o de cuerpos sólidos o líquidos pulverizados.

Esta forma de administración, que

se realiza mediante un aparato llamado **insuflador**, es especialmente útil en inflamaciones de las vías respiratorias y de la boca, afecciones cutáneas del conducto auditivo externo (**insuflación endotimpánica**) y en las afecciones de las trompas (**insuflación tubárica**). A ello se prestan fármacos tales como algunos tópicos de acción antiséptica, astringente y anticongestiva, que suelen mezclarse con polvos inertes, como talco.

ínsula f. Lóbulo central del cerebro, situado profundamente en la cisura de Silvio. (Sin. LÓBULO CENTRAL.)

insulina f. Hormona antidiabética procedente del páncreas.

La insulina es un polipéptido de elevado peso molecular producido por las células* beta de los islotes de Langerhans del páncreas. El contenido en insulina de este órgano varía con relación a diversos factores, como la edad, la alimentación, etc. Su acción consiste en provocar una disminución del nivel de glucosa en la sangre (efecto hipoglucemiante); además, disminuye el porcentaje de fosfatos, de potasio y de colesterol, el pH y la reserva alcalina de la sangre. La insulina aumenta la permeabilidad de las células de los tejidos con respecto a la glucosa, favoreciendo así la captación de ésta por los tejidos, bien para su inmediata utilización o bien para su acumulación en forma de glucógeno. Influye sobre determinados sistemas enzimáticos, catalizando la fosforilación* de la glucosa, primer paso para la síntesis del glucógeno (glucogénesis*) a partir de la glucosa y para la degradación del glucógeno para formar glucosa (glucogenólisis). Influye también sobre el metabolismo de las grasas (acción lipolítica), inhibiendo la movilización de los ácidos grasos libres de los tejidos de depósito. La carencia de insulina en el organismo, o la disminución de su eficacia, produce la diabetes * mellitus, caracterizada por un aumento anormal de la cantidad de glucosa en la sangre y por la presencia de glucosa en la orina. En terapéutica, la insulina se emplea como hipoglucemiante*, y, al tratarse de una proteína, no se puede administrar por vía oral.

— **insulina retardada:** nombre que se da a la insulina extraída del páncreas de bovinos o porcinos, combinada con otras sustancias con objeto de prolongar la duración de su acción.

insulinasa f. Enzima capaz de inactivar o destruir la insulina.

insulinemia f. Tasa de insulina en la sangre.

La valoración de la insulinemia se efectúa actualmente con el método radioinmunológico, basado en hacer reaccionar un suero antiinsulina humana, marcado con radioisótopos, con los grupos antigénicos de la insulina presente en el suero a investigar. Las cifras normales de insulinemia suelen estar comprendidas entre 10 y 30 microunidades por ml de plasma. La determinación de la insulinemia adquiere el máximo interés en el hiperinsulinismo*.

insulinochoqueterapia f. Terapia basada en la inducción de choques provocados por inyecciones de insulina. (Se ha utilizado, aun-

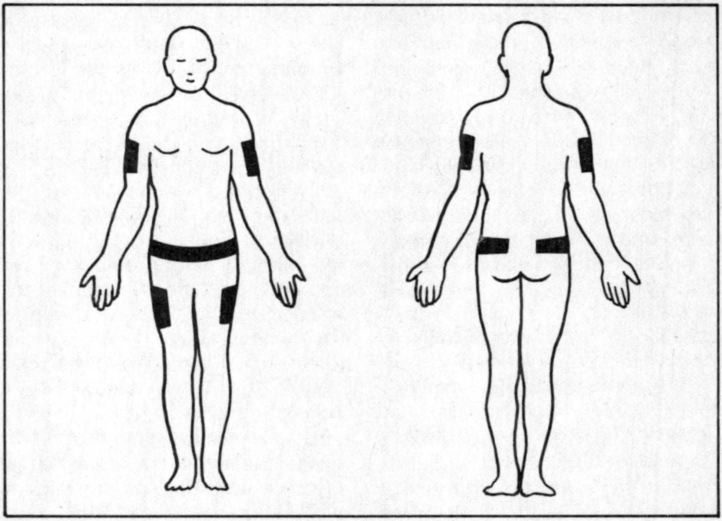

*La **insulina** es necesaria en el tratamiento de algunas diabetes. En la ilustración, zonas de aplicación subcutánea de la insulina.*

que con resultados inciertos, en el tratamiento de la esquizofrenia.)

insulinoma m. Tumor de los islotes de Langerhans del páncreas. Es una de las causas del hiperinsulinismo*, ya que el insulinoma tiene capacidad para producir insulina. La sintomatología es característica: disminución brusca de la cantidad de glucosa presente en la sangre (hipoglucemia), acompañada de la brusca secreción de adrenalina por parte de las glándulas suprarrenales; sudoración, temblores, estado de ansiedad, debilidad, aumento de la frecuencia de las pulsaciones, vómitos y náuseas. El tratamiento sintomático es el del hiperinsulinismo. El único tratamiento eficaz es la extirpación del tumor.

insulinorresistencia f. Resistencia del organismo a la acción hipoglucemiante de la insulina.

insulinoterapia f. Tratamiento por la insulina.

La insulina se prepara en solución acuosa y sólo puede administrarse por vía parenteral, mediante una jeringuilla especial para su dosificación. Salvo en el coma diabético, las inyecciones se aplican por vía hipodérmica y cambiando continuamente de sitio (muslos, brazos, pared abdominal, nalgas) a fin de evitar la induración o la atrofia de los tejidos subcutáneos. La insulinoterapia está indicada en los tratamientos hipoglucemiantes, especialmente en la diabetes* mellitus. El tratamiento insulínico es delicado y requiere un estricto control, diferenciándose una *fase inicial*, para atacar rápidamente el síndrome hiperglucémico, y una *fase permanente*, una vez compensada la hiperglucemia y conocidos los requerimientos insulínicos del paciente. Hay **insulinas de acción rápida** (insulina ordinaria, insulina actrapid) y **de acción lenta** y efecto prolongado (insulinas retardadas: insulina-protamina-cinc), así como mezclas intermedias (insulina-NPH, insulina rapitard, etc.). Las complicaciones del tratamiento insulínico se pueden resumir en: hipoglucemia insulínica (por sobredosificación de insulina en relación con la cantidad disponible de hidratos de carbono); lipodistrofia (trastorno en el metabolismo de las grasas) cutánea; resistencia a la insulina (cuando actúan agentes hormonales de acción contrainsular, alergia); edema generalizado; defectos de refracción en la vista, etc.

intarsio m. Empaste odontológico con un bloque rígido (de oro, porcelana o resina). [Se obtiene por fundición de un modelo sacado de un molde de la cavidad dental que se trata de reconstruir.]

integración f. Conocimiento de la identidad corporal diferenciándola del medio exterior.

integumentario Relativo a la piel o membrana de recubrimiento de los órganos. || Dícese de lo que sirve de cubierta como la piel.

inteligencia f. Capacidad para establecer relaciones entre los fenómenos y cosas que se perciben con los sentidos. || Capacidad de conceptualización, de abstracción. La inteligencia humana, como producto de la evolución, se asienta en un alto grado de desarrollo fisiológico especializado (órganos de la fonación para la articulación del lenguaje, desarrollo complejo del sistema nerviosocerebral, etc.) y, a diferencia de la «inteligencia» de los animales, permite suplir la presencia real del objeto mediante símbolos con los cuales el hombre puede operar utilizando el razonamiento, el lenguaje, etc. Para valorar los factores que determinan la inteligencia, los psicólogos han elaborado numerosos y variados tests o pruebas de inteligencia con objeto de medir los rendimientos de aptitudes diversas, tales como: comprensión verbal, capacidad aritmética, memoria, razonamiento inductivo, etc. (método multifactorial). Por otro lado, para cuantificar la inteligencia también se utiliza el llamado **coeficiente** o **cociente de inteligencia**, determinado por Stern, que se calcula efectuando el cociente entre la edad mental y la edad cronológica, variando su amplitud de 1 a 200 y cuyos valores medios de normalidad están comprendidos entre 90 y 119. La patología de la inteligencia está representada, fundamentalmente, por las oligofrenias y las demencias.

intención f. Reunión de los labios de una herida para conseguir la cicatrización.

intensímetro m. Instrumento destinado a medir la intensidad de los rayos X.

interaccesorio Que está situado entre dos apófisis vertebrales accesorias.

interacción f. Acción recíproca de dos o varios fenómenos o cosas. En psicosociología se habla de interacción para significar el mecanismo mediante el cual los individuos interpretan o definen las acciones de los otros como medio para actuar respecto a ellos y al medio circundante. Constituye la base de las teorías de la escuela sociológica denominada **interaccionismo simbólico**, que concibe la interacción humana como un mecanismo mediatizado por el uso de símbolos y por la interpretación de los actos de los otros.

— **interacción génica:** relación entre dos o más genes en virtud de la cual la manifestación de uno de ellos (o de todos los que intervienen) está condicionada por la del otro u otros.

interanestesia f. Fase de la anestesia comprendida entre el momento de la administración y el efecto de los anestésicos.

intercambio m. Trueque entre dos o más sustancias, fenómenos, etcétera.

Son múltiples los intercambios de sustancias que se dan en los órganos entre sí o entre éstos y el medio externo. Ejemplo de ello lo constituyen: el **intercambio iónico** de los componentes celulares y el medio; el **intercambio gaseoso** que se realiza en los alveolos pulmonares (intercambio de oxígeno y anhídrido carbónico); el **intercambio hídrico** que se produce a través de la membrana celular o de un vaso sanguíneo (por difusión, filtración, ósmosis, transporte activo), etc.

— **intercambio térmico:** conjunto de fenómenos mediante los cuales hay un intercambio de calor entre el cuerpo humano y el medio externo. (El cuerpo generalmente cede calor al medio, manteniendo una temperatura constante de aproximadamente 37 ºC gracias al calor producido por las reacciones exotérmicas internas, con la acción del adenosintrifosfato.)

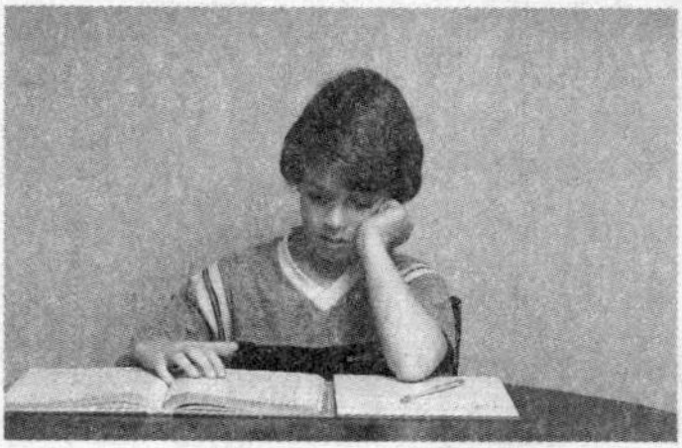

*El desarrollo de la **inteligencia** es una de las exigencias de la educación.*

intercostal Que está entre dos costillas.

Las diversas costillas están unidas entre sí por los llamados **músculos intercostales** (internos, medios y externos) que juegan un papel de primer orden en el acto respiratorio. Por otra parte, el borde inferior de cada costilla presenta un canal por el que pasan las **arterias intercostales**, las **venas intercostales** y los **nervios intercostales**, que irrigan e inervan parte del tórax.

interdigitación f. Entrecruzamiento de los dedos de ambas manos entre sí. (Se aplica también a glándulas, músculos, etc.)

interfase f. Período entre dos mitosis* sucesivas.

interfecto m. En lenguaje forense, dícese de la persona fallecida de muerte violenta.

interfemoral Espacio o estructura anatómica situado entre los dos muslos.

interferencia f. Acción o efecto de interponerse o mezclarse una acción o un fenómeno en otro. (Como, por ejemplo, la **interferencia óptica** o la **interferencia acústica**.)

— **interferencia cromosómica:** efecto en virtud del cual la presencia de un sobrecruzamiento reduce la probabilidad de otro que ocurre en su vecindad.

— **interferencia viral:** prevención de superinfección o multiplicación de un virus como resultado de la presencia de otro. (Se observa, por ejemplo, en niños que han tenido la varicela y que al vacunarlos, poco tiempo después, de la viruela no presentan inmunidad frente a esta última enfermedad.)

interferón m. Proteína pequeña que inhibe la acción viral y que se produce en las células huésped como respuesta a la infección.
El interferón sintetizado en la célula parasitada por el virus se difunde y provoca, en otras células no infectadas, la secreción de otra proteína distinta que es la que realmente bloquea la síntesis del ácido nucleico de los virus, con lo cual éstos no podrán reproducirse. Los mixovirus son sensibles al interferón, mientras que los herpesvirus son resistentes. Además, el interferón no es específico del virus, sino de la especie infectada. (A este mecanismo de inhibición se le da el nombre de interferencia* viral.)

intermediario de Wrisberg, nervio Nervio craneal que, junto al nervio facial, cursa por el conducto auditivo interno y el acueducto de Falopio.

intermedina f. Hormona que controla la pigmentación de la piel (dilatadora de los melanóforos) en los anfibios y peces, en los que es secretada por el lóbulo intermedio de la hipófisis (de ahí su nombre). [Se especula si en el hombre sería secretada por el lóbulo anterior hipofisario.]

internamiento m. Reclusión en una institución (hospital, manicomio, etc.).

interneurona f. Neurona interpuesta entre neuronas aferentes (que van de la periferia al centro). [Sin. NEURONA DE CONEXIÓN.]

internista Especialista en medicina interna.

interno Perteneciente o relativo al interior del organismo. (Dícese en particular de los órganos del interior de las cavidades torácica y abdominal.)

— **interno, personal:** personal que presta servicios en centros sanitarios.

interpretación f. Acción y efecto de dar un sentido determinado a palabras, actos, etc. || En psicoanálisis, descubrimiento del aspecto inconsciente de la conducta del paciente sometido a investigación psicoanalítica.

— **interpretación, delirio de:** estado patológico del pensamiento en virtud del cual los actos externos, percibidos con normalidad, son interpretados de un modo personal que no corresponde a la realidad.

interrogatorio m. Serie de preguntas formuladas al paciente, y eventualmente a sus familiares o acompañantes, con fines diagnósticos.

intersexualidad f. Presencia en un mismo individuo de caracteres sexuales masculinos y femeninos.

intersístole f. Breve espacio de tiempo que existe entre el final de la sístole auricular y el principio de la sístole ventricular.

intersticial Perteneciente o relativo a un pequeño hueco (intersticio) en la sustancia tisular.

Una de las formas en que el cartílago puede crecer en extensión es por expansión dentro de su sustancia, lo que se llama **crecimiento intersticial**; en particular, las llamadas **células intersticiales** son las contenidas en las lagunas de la sustancia cartilaginosa. Estas células (condrocitos*) conservan su capacidad de división, formando nuevas células con la consiguiente producción de sustancia intercelular en el interior del cartílago, que hace que éste aumente de volumen de dentro afuera (crecimiento intersticial). También se da el nombre de **sustancia intersticial** a la sustancia del tejido óseo compacto, que está dispuesta en los intersticios entre los sistemas de Havers (*lamelas intersticiales*). Más en general, se denomina **tejido conjuntivo intersticial** a la masa conjuntiva que ocupa los intersticios del tejido propio de los diversos órganos; por él cursan las sustancias que son intercambiadas entre los vasos sanguíneos y los tejidos; también se conoce por *tejido intertubular*. Por último, también se llaman **células intersticiales** a un tipo especial de células presentes en el testículo y en el ovario dispuestas en los intersticios entre los tubos seminíferos (del testículo) o entre los folículos de Graaf. En el varón (células de Leydig) adquieren especial importancia por su condición de producir andrógeno durante la vida fetal, influyendo, por tanto, de forma decisiva en el desarrollo de los rasgos sexuales secundarios; además, la potencia sexual del varón depende de la producción de andrógeno por las células intersticiales, controlada por la hormona luteinizante (LH).

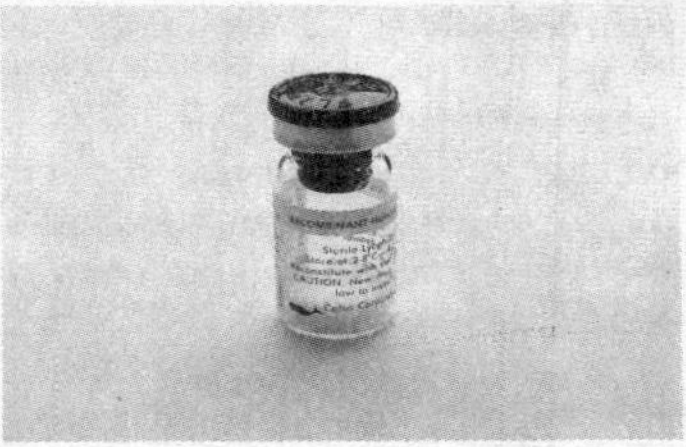

*El **interferón** es una proteína que inhibe la síntesis proteica del ácido nucleico e impide el desarrollo viral.*

intersticio m. Espacio pequeño en la sustancia de un tejido o entre dos órganos o estructuras.

intertrigo m. Inflamación de la piel a nivel de los pliegues (ingle, espacios interdigitales del pie, etc.). [Es de origen microbiano (hongos) y se ve favorecido por la transpiración, el roce y la presencia de suciedad o de sustancias erosivas.]

intervalo m. Tiempo que transcurre entre dos acontecimientos o manifestaciones. || En particular, tiempo que transcurre entre el momento de producirse un fenómeno y el momento en que se manifiesta clínicamente.

intervención f. Operación* quirúrgica.

intervertebral Perteneciente o relativo al espacio comprendido entre dos vértebras consecutivas. (Como, por ejemplo, el **disco intervertebral**, las **venas intervertebrales**, etcétera.

intestino m. Parte del tubo digestivo que va desde el píloro hasta el ano; se divide en dos porciones —una a continuación de la otra—, el **intestino delgado** y el **intestino grueso**.

El estómago, además de desempeñar importantes funciones digestivas, hace de depósito de alimento y de regulador de su paso al intestino, paso que está controlado por el esfínter pilórico, que comunica el píloro con el **intestino delgado**. Éste es un largo tubo que recibe sucesivamente los nombres de *duodeno, yeyuno* e *íleon*. En el duodeno desembocan dos glándulas importantes, el páncreas y el hígado, que tienen, además, otras funciones ajenas a la digestión. La desembocadura del intestino delgado en el **intestino grueso** está regulada por el *esfínter ileocecal*, por debajo del cual se encuentra situado el *ciego*, que forma una especie de fondo de saco. A continuación sigue el *colon* y, por último, el *recto*, que comunica con el exterior a través del *ano*. El orificio de salida se mantiene normalmente cerrado gracias a dos esfínteres: el esfínter anal interno (involuntario) y el externo (voluntario). Anexo al ciego se encuentra el *apéndice vermiforme*, en forma de gusano, asiento frecuente de procesos patológicos. El intestino delgado tiene unos seis metros de largo y tiende a ser cada vez más estrecho a medida que se aleja del píloro; tiene dos funciones principales: completar la digestión del alimento que le llega desde el estómago y absorber en forma selectiva los productos finales para que pasen a los vasos sanguíneos y linfáticos, además de producir algunas hormonas. Por tanto, su estructura está especializada para ambas funciones. Consta, esencialmente, de una capa mucosa y otra muscular. La capa muscular hace posible la progresión del alimento a lo largo del intestino mediante los movimientos peristálticos; además, hace posible los movimientos de segmentación, en los que se contraen alternativamente diferentes porciones del órgano, y los movimientos pendulares, que se manifiestan como acortamientos y distensiones rítmicos de un asa intestinal (cada una de las porciones de este intestino cuya forma se parece a un asa). Su finalidad es asegurar la mezcla del contenido intestinal y su contacto íntimo con la mucosa absorbente. Ésta se repliega sobre sí misma formando abundantes pliegues circulares y toda su superficie presenta elevaciones a modo de dedos de guante conocidas con el nombre de *vellosidades intestinales*; con ello se incrementa enormemente la superficie epitelial de absorción. En la primera porción del duodeno asientan las llamadas *glándulas de Brunner*, mucoides, que desembocan en las *criptas de Lieberkühn*, glándulas tubulares que segregan el jugo intestinal y que forman pequeñas invaginaciones del epitelio entre las vellosidades. Resultan especialmente importantes las enzimas propias del intestino delgado, que son: la enteroquinasa, que convierte el tripsinógeno en tripsina; diversas peptidasas, que desdoblan los polipéptidos; la lipasa, que hidroliza las grasas, y una amilasa que descompone el almidón. El contenido del intestino delgado que no ha sido absorbido va a parar al ciego en forma líquida y cuando alcanza el colon descendente ya tiene la consistencia de las heces. Por otra parte, entre las funciones más importantes del intestino grueso están la absorción de agua por la mucosa, así como la lubricación de ésta para facilitar el tránsito del bolo fecal. Esta lubricación es posible gracias a la segregación de mucus por parte de las glándulas de Lieberkühn asentadas en el intestino grueso. Aunque la secreción, en esta parte del tubo digestivo, carece de enzimas importantes, en ella tiene lugar un cierto grado de digestión, en parte por los enzimas procedentes del intestino delgado que siguen activas, en parte por la flora microbiana que vive en su interior (bacterias de putrefacción, que desintegran la celulosa de la dieta que no ha sido atacada por alguna otra enzima y llega al colon). Así pues, el producto final de la digestión, las heces, está formado fundamentalmente por bacterias, productos de putrefacción bacteriana, el material no digerido que llega a atravesar el colon, restos celulares del revestimiento intestinal y moco. Su análisis proporciona información sobre el funcionamiento intestinal.

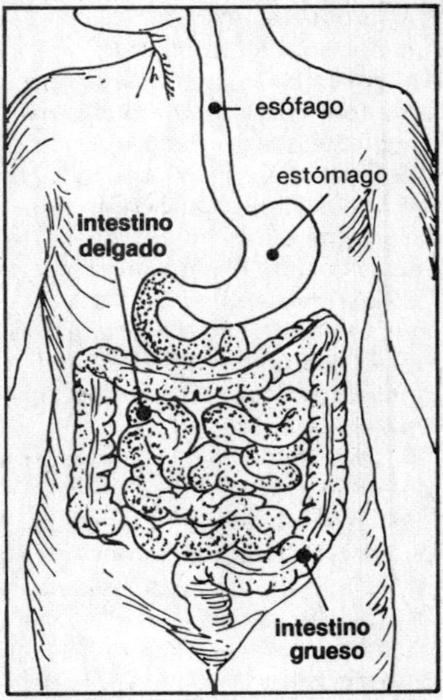

*El **intestino** se divide en dos: el intestino delgado, unido al estómago por el píloro, y el intestino grueso, que desemboca en el recto.*

íntima, túnica Capa más interna de las paredes de los vasos sanguíneos.

Histológicamente, hay dos características de la túnica íntima (y también de la media) que son muy diferentes entre sí de las correspondientes a otros tejidos endoteliales (tejidos conectivos blandos): la ausencia de capilares linfáticos y sanguíneos, y el empleo casi exclusivo de elastina como proteína de tipo fibroso de la sustancia intercelular. Por tanto, al carecer de capilares las células de la íntima se nutren por difusión de sustancias procedentes de la sangre. La patología directamente relacionada con las íntimas son los trombos*.

intimitis f. Inflamación de la capa interna de las venas y arterias.

intolerancia f. Reacción que se opone a una situación, sustancia, fenómeno, etc. extraños.

Normalmente, se habla de intolerancia cuando el individuo reacciona desfavorablemente frente a agentes que suelen ser tolerados por la mayoría de los otros individuos. Puede ser innata (idiosincrasia) o adquirida (sensibilización). Son conocidas las intolerancias a determinados fármacos y las tolerancias alimentarias (intolerancia al almidón o amilorrea; intolerancia a la leche materna). Las reacciones pueden ser generales (fiebre) o localizadas (urticaria, ictericia).

intoxicación f. Enfermedad debida a la acción de tóxicos en el organismo. (Sin. ENVENENAMIENTO.)

La intoxicación puede ser **endógena** (v. TOXICOSIS), o sea causada por sustancias producidas en el organismo por gérmenes vivos o por el propio organismo (autointoxicación), o **exógena**, es decir producida por tóxicos exteriores al organismo. El diagnóstico de las intoxicaciones suele ser o muy evidente o muy difícil; en general, comprende tres categorías: la investigación de los antecedentes (profesión, accidentes, uso de tóxicos, etc.); el estudio clínico del enfermo, y los análisis o pruebas de laboratorio para el reconocimiento del supuesto tóxico (en la sangre, orina, secreciones, tejidos y en el ambiente habitual del paciente). En muchos intoxicados, durante un tiempo considerable los síntomas son muy vagos e inespecíficos (malestar, debilidad, inapetencia, dolor de cabeza, etc.), como respuesta del organismo para adaptarse a las circunstancias adversas y a la acción nociva del tóxico, por lo que a veces se han asimilado al llamado síndrome de adaptación*. En ello juegan, probablemente, un papel importante los centros neurovegetativos y las secreciones internas (hipofisaria, suprarrenal, etc.). En una segunda fase, el cuadro clínico queda bien definido, presentándose síndromes tóxicos de todo tipo (digestivos, nerviosos, dérmicos, hemáticos, metabólicos, circulatorios, oculares, genitales, respiratorios, renales, térmicos, etc.). El tratamiento, además de eliminar la causa (ambiente, fármaco, trastorno, etc.), es sintomático, así como a base de antídotos, lavados, etcétera.

intra vitam Locución latina que significa en vida, en el curso de la vida.

intracerebral Dentro del cerebro. || Perteneciente o relativo al interior del cerebro.

intracto m. Preparado terapéutico a base de plantas frescas conservadas con vapores de alcohol.

intradérmico Dentro del espesor de la dermis. (Como, por ejemplo, una **inyección intradérmica**.)

intradermorreacción f. Reacción cutánea de tipo inflamatorio allí donde se ha inyectado, mediante inyección intradérmica, una pequeña cantidad de un preparado con un antígeno.

Los estudios sobre intradermorreacción se iniciaron con la tuberculina (prueba en la que la reacción es positiva cuando el paciente sufre tuberculosis) y con la luteína (reacción positiva en caso de sífilis). La técnica se utiliza para estudiar el grado de inmunidad o de receptividad a determinadas toxinas (diftérica, tetánica, etc.), constituyendo pruebas de diagnóstico de gran importancia.

intrasinovial Perteneciente o relativo al interior de la cavidad sinovial de una articulación. (Como, por ejemplo, una **inyección intrasinovial**.)

intratubárico Dentro de una trompa (de Eustaquio, de Falopio, etcétera).

intrínseco Propio, exclusivo, esencial de un órgano o parte del cuerpo.

introito m. Entrada a una cavidad u órgano hueco.

introrsión f. Acción de volverse o abrirse hacia adentro o hacia el eje.

introspección f. Método de examen psicológico subjetivo basado en el estudio de los procesos mentales propios o de la conciencia de uno mismo.

introversión f. Proceso de volverse hacia adentro un órgano o parte. || Actitud o rasgo del carácter que hace que un individuo tienda a replegarse en su mundo subjetivo interno, en sí mismo; es el término opuesto a *extroversión**. (El sujeto introvertido tiene tendencia a retraerse sobre sí mismo, a interesarse únicamente en su vida interior, replegándose en el autismo*. El término fue introducido por Jung.)

introyección f. Mecanismo psicológico mediante el cual un sujeto asimila o incorpora a sí mismo objetos, o cualidades de éstos, que pasan así a formar parte de él.
La introyección se halla relacionada con la identificación* y se opone a la proyección*, constituyendo un mecanismo de defensa de los más primitivos (asimilación simbólica). Freud lo describió como la base fundamental de la identificación y, más tarde, Melanie Klein, como una forma de defensa contra la angustia.

intubación f. Introducción de un tubo en un conducto natural del cuerpo. || En particular, introducción de una sonda endotraqueal con objeto de asegurar la permeabilidad de las vías aéreas en anestesia.
Además de la **intubación traqueal**, existe la **intubación duodenal** (a través del esófago y del estómago, para extraer muestras de bilis o de jugo pancreático o para depositar medicamentos), la **intubación gástrica** (a través del esófago, para extraer muestras de jugo gástrico para lavar el estómago), la **intubación esofágica**, etc.

intuición f. Conocimiento de algo (fenómeno, idea, etc.) de modo más o menos inmediato y sin razonamiento previo.
— **intuición delirante:** en psicología, percepción subjetiva e instantánea de algo, sin deducción lógica ni razonamiento alguno, con una convicción absoluta por parte del sujeto.

intumescencia f. Tumefacción*.

inulina f. Polisacárido contenido

en las raíces y tubérculos de determinadas plantas. (Al hidrolizarse produce fructosa. Se usa en las pruebas de la función renal para medir el índice de filtrado glomerular.)

invaginación f. Pliegue de una parte de una estructura hueca, generalmente una víscera, en el interior de la misma.

— **invaginación intestinal:** introducción de una o varias porciones de intestino en el interior de una porción vecina, tomando la parte envainada una forma parecida a un dedo de guante.

La invaginación intestinal puede dar lugar a fenómenos de oclusión e incluso de necrosis (muerte celular), la cual puede, a su vez, conducir a perforaciones y peritonitis graves. Si el diagnóstico se efectúa precozmente, el caso puede resolverse, muchas veces, con un enema; en caso contrario, hay que intervenir quirúrgicamente.

invalidez f. Incapacidad de una persona para realizar su trabajo habitual. || Incapacidad absoluta para cualquier tipo de trabajo.

La invalidez, según la mayoría de legislaciones, puede ser transitoria o permanente, parcial o total. Puede ser debida a una enfermedad (profesional o no), accidente, etc. Cuando la persona ni siquiera puede valerse por sí misma para realizar los actos más esenciales de la vida cotidiana (comer, vestirse, andar, etc.), se habla de **gran invalidez**.

invasión f. Penetración de gérmenes patógenos en el organismo. || Desarrollo exagerado de estructuras anatómicas que de este modo sustituyen a zonas o elementos vecinos. (Se aplica en particular a la propagación de un tumor maligno que invade los tejidos adyacentes.) || Período que se extiende desde la aparición de los primeros síntomas de una enfermedad hasta su período de estado.

inversión f. Acción y efecto de sustituir la dirección, la disposición, el funcionamiento, el orden, etc. de algo por su opuesto.

— **inversión cromosómica:** fractura accidental de un cromosoma en dos puntos, seguida de un giro de 180 °C y refusión de los bordes.

— **inversión esplácnica:** emplazamiento de las vísceras del tronco en el lado opuesto al normal. (Suele ser debida a alteraciones en el desarrollo embrionario.)

— **inversión sexual:** cambio en apariencia al sexo opuesto.

La causa suele ser una anomalía psíquica que hace que el individuo no acepte el sexo propio, deseando pertenecer al sexo opuesto (v. HOMOSEXUALIDAD). Cuando se llega al extremo de decidir «cambiar de sexo» (cirugía plástica, hormonas, etc.), se habla de *transexualismo*.

— **inversión testicular:** situación anormal de un testículo en las bolsas, cuando el epidídimo recubre su borde anterior.

— **inversión uterina:** evaginación del útero, cuyo fondo desciende a la cavidad vaginal. (Suele ser debida a un accidente del parto.)

invertasa f. Enzima que cataliza la hidrólisis de la sacarosa, desdoblándola en glucosa y fructosa. (Es segregada por la mucosa intestinal.) [Sin. INVERTINA.]

invertebrados m. pl. Antigua división del reino animal, carente hoy de significado taxonómico, que engloba a los animales que no tienen columna vertebral, como los gusanos, artrópodos, moluscos, etc.

inveterado Que está muy arraigado y es difícil de curar.

invidente Dícese de las personas que carecen o se ven privadas del sentido de la vista.

involución f. Modificación regresiva de un órgano, enfermedad o de todo el organismo.

— **involución senil:** regresión general del organismo a causa del envejecimiento.

— **involución uterina:** retorno del útero a su tamaño normal después del parto.

involucro m. Envoltura de tejido óseo nuevo desarrollada alrededor de hueso necrosado como respuesta a una infección, inflamación ósea y medular, etc.

involuntario Realizado sin el concurso de la voluntad propia y, en determinados actos, sin ni siquiera tener conocimiento o conciencia de éstos. (Como, por ejemplo, la mayor parte de los actos de la vida vegetativa [ritmo cardíaco, absorción intestinal, etc.].)

inyección f. Introducción de un líquido en una cavidad corporal, en el espesor de un tejido o en un vaso.

La inyección es uno de los métodos más extendidos de administración de sueros o soluciones medicamentosas. De las diferentes inyecciones, la **endovenosa** es la de absorción más rápida, por lo que el fármaco suele disolverse en suero fisiológico o suero glucosado isotónico y se pone en «gota a gota» endovenosa. En las **inyecciones intramusculares** la absorción es bastante buena, y es suficiente en la mayoría de los medicamentos que han de ser inyectados para que se absorban con regularidad y con menos dolor que subcutáneamente. Las **inyecciones subcutáneas** tienen una buena absorción para soluciones bastante isotónicas y con medicamentos no irritantes; pero cuando hay que inyectar grandes volúmenes, la distensión de los tejidos las hace dolorosas, por lo que suele asociarse un factor de difusión para acelerar la reabsorción. En las *inyecciones intracutáneas* (puestas en la misma piel, un poco horizontales y sin llegar al tejido subcutáneo) sólo se pueden administrar dosis muy pequeñas de medicamento. Con relativa frecuencia, si la esterilización

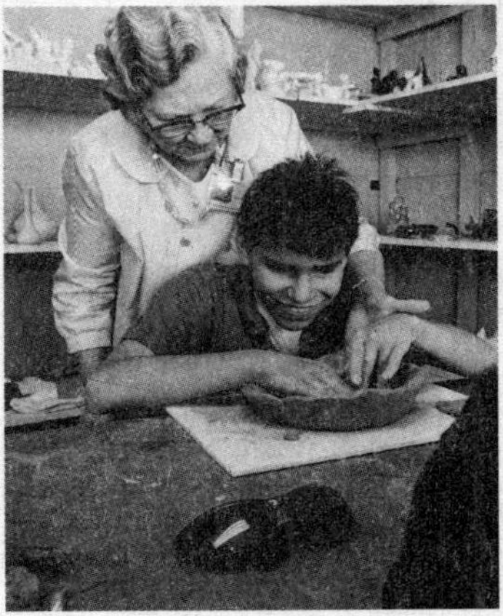

La inserción social del ***invidente*** *es una tarea posible y obligada.*

de la jeringuilla no es correcta y si la técnica de la inyección no es buena pueden surgir complicaciones (nódulos, infecciones, etc.).

ion m. Átomo o conjunto de átomos cargados eléctricamente por haber perdido o ganado uno o varios electrones.

Hay dos clases de iones: los **iones positivos** o **cationes** (cargados positivamente) y los **iones negativos** o **aniones** (cargados negativamente). Si en una solución están presentes ambos tipos de iones, al establecerse en su seno un campo eléctrico, los cationes son atraídos por el cátodo o polo negativo y los aniones por el ánodo o polo positivo. Las membranas celulares (membranas plasmáticas) permiten el paso de iones a través de ellas, constituyendo verdaderas barreras selectivas a través de las cuales hay un tráfico limitado en ambos sentidos. Un hecho importante para explicar la diferencia de contenido en iones inorgánicos a los dos lados de la membrana celular podría ser la denominada «bomba de sodio» o «bomba iónica»: al operar, impulsa iones de sodio (Na^{+}) a través de la membrana celular hacia el exterior de la célula, conservando, por tanto, la concentración de iones de sodio más baja en el interior que en la parte exterior de la membrana. De ello se deduce que la superficie externa de la membrana tiene carga positiva en comparacion con la interna, lo que determina una diferencia de potencial eléctrico entre sus dos lados.

ionización f. Producción de iones a partir de átomos o moléculas neutros. (V. IONTOFORESIS.)

iontoforesis f. Técnica terapéutica que consiste en introducir en el organismo iones de soluciones electrolíticas medicamentosas; también se conoce por *ionoforesis*.

La iontoforesis se basa en la interposición de una solución electrolítica entre un electrodo y el paciente, con lo que se consigue un intercambio de iones entre los tejidos del organismo y el electrodo. Como el electrolito es una sustancia medicamentosa, el método sirve para administrar iones terapéuticos, como, por ejemplo, calcio (Ca^{++}), magnesio (Mg^{++}), cobre (Cu^{++}), etcétera.

ipecacuana f. Planta arbustiva (*Uragoga ipecacuanha*) original de América Meridional. (Sus raíces contienen alcaloides con propiedades expectorantes y eméticas. También se llama ipecacuana al extracto de corteza de las raíces de esta planta, preparado en infusión, jarabe, etc.)

ipsilateral Que está o tiene lugar en el mismo lado. (Sin. HOMOLATERAL.)

irascibilidad f. Propensión a la irritación.

iridectomía f. Resección parcial del iris.

La iridectomía, si se practica con objeto de abrir un paso a los rayos luminosos, recibe el nombre de **iridectomía óptica**, para distinguirla de la **iridectomía antiflogística**, practicada para combatir una inflamación. Se realiza en glaucomas, cataratas o leucomas córneos, y el instrumento utilizado se llama **iridéctomo**.

iridencleisis f. Operación prac-

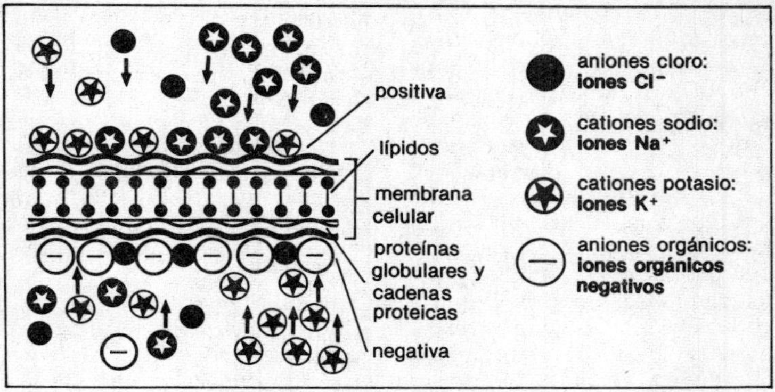

En la célula, el paso de ***iones positivos*** *y* ***negativos*** *a través de su membrana determina la carga eléctrica: positiva en el exterior, negativa en el interior.*

ticada en casos de glaucoma simple crónico. (Consiste en realizar el enclavamiento de un colgajo de iris entre la esclerótica y la conjuntiva.)

iridiscencia f. Reflejo de los colores del iris.

iridización f. Síntoma de las personas afectas de glaucoma, que al mirar una luz brillante ven un halo multicolor a su alrededor.

iridocele m. Hernia de una porción de iris a través de una herida de la córnea.

iridociclitis f. Inflamación del iris asociada a la inflamación del cuerpo ciliar.

Las iridociclitis pueden ser secundarias a otro proceso del globo ocular o primitivas (iris directamente afectado). Estas últimas, a su vez, pueden ser exógenas (traumatismos) o endógenas, es decir debidas a afecciones orgánicas diversas (virus, hongos, etc.).

iridoconstrictor Constrictor de la pupila. (Puede tratarse de un nervio, de una sustancia medicamentosa, etc.) || Nombre que se da a las fibras musculares de forma circular del iris.

iridodiálisis f. Disección y separación de un colgajo de iris. (Por ejemplo, para practicar una pupila artificial.) || Desgarro del iris por traumatismo.

iridoplejía f. Parálisis del iris.

iridotomía f. Incisión en el iris. (Se efectúa generalmente para producir una pupila artificial.)

iris m. Lámina muscular situada entre la córnea y el cristalino, con un orificio en el centro (la pupila), que actúa como un diafragma y de cuya pigmentación depende el color del ojo.

El iris es un disco coloreado provisto de una abertura central variable y, en su zona central, está desplazado desde atrás por el cristalino, por lo que su parte central es más anterior que su periferia. Detrás del iris está la *cámara posterior del ojo* y delante la *cámara anterior*, ambas llenas de un líquido, el *humor acuoso*, sometido a un cierto grado de circulación; el iris actúa a modo de válvula, de forma que el líquido proveniente de la cámara posterior puede pasar entre el borde pupilar del iris y la superficie anterior del cristalino para penetrar en la cámara anterior, pero el líquido que tiende a desplazarse en sentido opuesto comprime el borde de la pupila contra el cristalino, cerrando el paso existente entre las dos cámaras. El iris es rico en vasos y redes nerviosas. Rodeando la pupila se halla una línea festoneada que no es sino el resto de la membrana que cerraba la pupila durante la vida fetal; esta línea divide el iris en una porción pupilar y otra ciliar. La aplicación del iris a la superficie anterior del cristalino depende del tono de las fibras musculares lisas que componen el *constrictor de la pupila*, músculo de tipo esfinteriano; el músculo *dilatador de la pupila* está constituido por una capa de fibras radiales dispuestas en la parte posterior del iris (las fibras del constrictor se hallan dispuestas circularmente cerca del borde pupilar). Las dimensiones de la pupila se modifican automáticamente por un reflejo nervioso en el cual el órgano receptor es la retina y los efectores son los músculos del iris (al mirar un objeto iluminado, la pupila se contrae de forma refleja y disminuye la cantidad de luz que penetra en el ojo, y viceversa). El color del iris depende del pigmento melánico (V. MELANINA); si éste sólo se halla en las células epiteliales que revisten ia superficie posterior del iris, se tendrá un iris de color azul; si su estroma o armazón es más denso de lo normal, el color resultante es gris; si en los cromatóforos de la sustancia del estroma y en el epitelio posterior hay pigmento en cantidad suficiente, el iris resulta de color pardo. (En la raza blanca, el color del iris de los recién nacidos no es definitivo.)

iritis f. Inflamación del iris.
Se distinguen las **iritis secundarias**, que sobrevienen en el curso de otras afecciones inflamatorias de los ojos, de las **iritis primitivas**, que son las que suelen plantear problemas diagnósticos. Los síntomas son: dolor, generalmente intenso, irradiado a la frente; intolerancia anormal para la luz y lagrimeo; iris congestionado, edematoso, con una contracción excesiva de la pupila; córnea transparente, pero con exudados en la cámara anterior, y conjuntivitis. Un grupo importante de iritis se debe a infecciones (sífilis, tuberculosis, blenorragia, estados septicémicos, reumatismos, artropatías, etc.). Hay una iritis gotosa; además, son numerosos los casos en los que no se consigue averiguar la causa (**iritis idiopáticas**).

irradiación f. Exposición del organismo a la acción de las radiaciones. || En particular, aplicación de radiaciones con fines terapéuticos.
Prácticamente todas las formas de vida se hallan sometidas a irradiaciones de diversa índole, más o menos ricas en energía y capaces de producir cambios físicos y químicos en la materia viviente. Hasta el descubrimiento de la radiactivi-

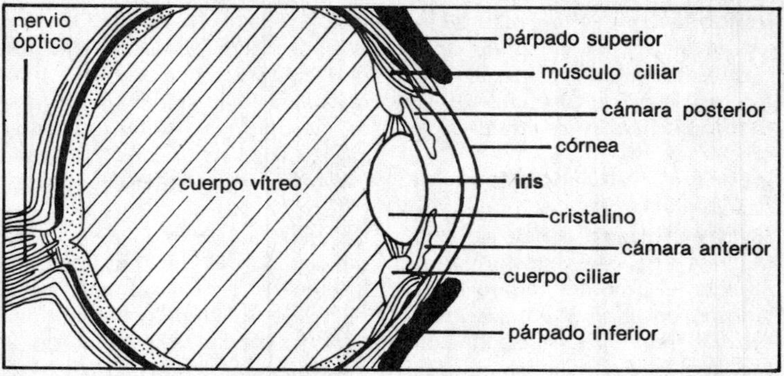

*El **iris** actúa como un diafragma y su pigmentación determina el color del ojo.*

dad no se conocían más que las radiaciones de naturaleza electromagnética, cómo la luz; más tarde se descubrieron los rayos X, los rayos infrarrojos y emisiones corpusculares debidas a la emisión de partículas por los átomos. Las irradiaciones debidas a los rayos ultravioleta (que forman una parte importante del espectro solar) pueden provocar cambios químicos de importancia en las células de la piel de los seres humanos, así como en las bacterias. Las radiaciones ionizantes producen iones a su paso a través de la materia; se trata de rayos alfa, beta, gamma y de partículas cargadas eléctricamente. Los efectos físicos y químicos más destacados producidos en el material que atraviesan son: la disociación de la molécula y la producción de radicales libres o iones muy inestables y muy activos (en estado de excitación). A nuestro alrededor existe un campo constante de radiaciones ionizantes en forma de rayos cósmicos, que pueden penetrar profundamente en la tierra, y de radiaciones emitidas por elementos radiactivos naturales, tales como el radio, el plutonio, el C^{14} y el tritio (H^3). Los rayos X constituyen otro tipo de radiaciones ionizantes, utilizándose en reconocimientos médicos o dentales, al igual que en la radioterapia*. El polvo radiactivo producido en las pruebas atómicas experimentales y los residuos radiactivos que escapan o se producen en los reactores nucleares para la producción de electricidad constituyen otro motivo de irradiación a la que se halla sometida la materia viva. (V. MEDICINA NUCLEAR; RADIACION.)

irreductible Que no puede ser reducido o que no se puede llevar a su estado o situación primitivos. (Como, por ejemplo, las **hernias irreductibles**, las **fracturas irreductibles**, etc.)

irrigación f. Método de lavado o de medicación. (Consiste en la introducción de un líquido en una cavidad mediante un aparato llamado **irrigador**.)

irritabilidad f. Propiedad de los tejidos u órganos en virtud de la cual éstos reaccionan frente a los efectos de una excitación.

iscogaláctico Que impide la secreción láctea.

iscuria f. Suspensión de la evacuación de la orina, que queda retenida en la vejiga, debido a que los uréteres o los conductos uriníferos impiden el paso del líquido secretado por los glomérulos. (Las causas más frecuentes de iscuria son: tumores, estrechamiento del conducto uretral y aumento de tamaño [hipertrofia] de la próstata.)

— **iscuria espasmódica:** retención de orina a causa de espasmos en el esfínter vesical.

— **iscuria paradójica:** retención de orina en la vejiga, que se halla distendida y repleta, con insuficiencia funcional del esfínter interno de la uretra. (La orina sale gota a gota por rebosamiento de la vejiga, por lo que hay incontinencia.)

islote m. Conjunto aislado de células. || Porción de tejido aislada.

— **islotes de Langerhans:** acumulaciones de células, que se hallan desparramadas por toda la sustancia del páncreas y rodeadas de tejido glandular exocrino, encargadas de la secreción endocrina de este órgano.

La primera hormona que se descubrió producida por los islotes de Langerhans fue la *insulina**, cuya insuficiencia origina la diabetes* mellitus; más tarde se descubrió la producción de una segunda hormona, el *glucagón**. Estos islotes están formados por cordones y acumulaciones irregulares de células y capilares; no están encapsulados, sino que sólo están separados del tejido de la glándula por una capa muy delgada de tejido reticular; el soporte interno de los islotes lo proporcionan fibras reticulares que acompañan a los capilares. Gracias a reacciones especiales de coloración de las células de los islotes, se han distinguido dos tipos fundamentales de células insulares según el aspecto de sus gránulos citoplasmáticos: las **células beta**, secretoras de insulina, y las **células alfa**, que secretan glucagón, aunque embriológicamente ambas provienen de una misma célula originaria. Además, se han descrito en los islotes otros tipos celulares; uno en particular recibe a veces el nombre de **cromófobo**, debido a que carece del contenido granuloso distintivo que permite separar las células alfa de las beta gracias a reacciones de coloración. La secreción de insulina viene estimulada por fibras parasimpáticas, incluidas en el nervio vago derecho; además, se ha comprobado que existen estrechas relaciones entre las células insulares y las células ganglionares del páncreas, recibiendo estas pequeñas acumulaciones el nombre de *complejos neuroinsulares*. Por último, se ha demostrado la presencia en los islotes de **células delta** y **células C**. Las células delta secretan la gastrina*, hormona proteica específica del estómago, que aumenta la secreción de jugo gástrico.

— **islotes de Wolff:** acumulaciones de células que originan los vasos sanguíneos y los eritrocitos o glóbulos rojos.

ISOLEUCINA

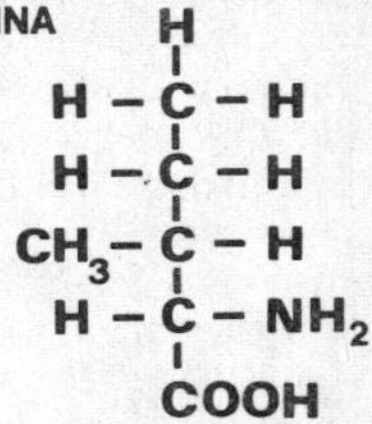

isoaglutinación f. Aglutinación producida entre sangres de individuos de la misma especie.

isoaglutinina f. Aglutinina contenida en el suero, capaz de aglutinar los hematíes procedentes de un individuo de la misma especie.

isoantígenos m. pl. Antígeno capaz de provocar la formación de anticuerpos en un individuo de la misma especie. (En este caso, los anticuerpos formados reciben el nombre de **isoanticuerpos**.)

isóbara f. Línea gráfica que une los puntos que tienen la misma presión barométrica en un momento determinado. (Se utiliza en los mapas meteorológicos para localizar y delimitar las áreas ciclónicas, anticiclónicas, etc.)

isocoria f. Igualdad del diámetro de las dos pupilas.

isocórtex m. Parte de la corteza cerebral cuyas capas celular y fibrosa están distribuidas uniformemente; también se conoce por *neocórtex*. (Constituye la parte de la corteza cerebral filogenéticamente más joven.)

isocromosoma m. Cromosoma cuyos dos brazos son homólogos, derivados de dos cromátides hermanos por fusión de sus cromómetros centroméricos en un nuevo centrómero.

El isocromosoma constituye una aberración por división transversal, en lugar de longitudinal, del centrómero durante la mitosis*. El resultado son dos cromosomas, cada uno de los cuales tiene ambos brazos genéticamente idénticos (homólogos). Mediante este mecanismo o cambio estructural, el número de cromosomas o, lo que es lo mismo, el número de centrómeros del complemento gamético de una especie puede aumentar. En la especie humana, algunos casos del síndrome de Turner* han sido atribuidos a este tipo de aberración cromosómica.

isócrono De igual duración. || Que ocurre al mismo tiempo.

isoinmunización f. Inmunización* por la aparición de anticuerpos (en este caso llamados isoanticuerpos) en un organismo que ha recibido un antígeno procedente de un individuo de la misma especie (isoantígeno).

La isoinmunización más frecuente es la de los individuos que elaboran un anticuerpo (del cual están desprovistos) que aglutina los hematíes Rh+. Esa isoinmunización es provocada por la inyección de sangre Rh+ o bien por el desarrollo de un embarazo cuando el feto es Rh+. Constituye el origen de ciertos accidentes de la transfusión y de la enfermedad hemolítica del recién nacido. (V. FACTOR RH O RHESUS.)

isoleucina f. Aminoácido esencial para el hombre, es decir, que éste debe tomarlo del exterior ya que no es capaz de sintetizarlo por sí mismo.

isomerasas f. pl. Nombre genérico de un grupo de enzimas que desempeñan la función de modificar la estructura molecular de su sustrato, convirtiéndolo en un isómero del mismo.

isomería f. Condición por la cual dos o más sustancias, aunque posean la misma composición y el mismo peso molecular, son diferentes entre sí por ser distinta la unión de los átomos en la molécula o su distribución en el espacio. (Estas sustancias reciben el nombre de **isómeros**.)

El fenómeno de la isomería es, en parte, responsable del gran número de compuestos orgánicos que existe en la naturaleza. Se subdivide en dos tipos: **isomería estructural**, cuando depende del orden con que los átomos están unidos, y **estereoisomería**, cuando depende de su posición relativa en el espacio. Se distinguen, a su vez, dos tipos de estereoisomería: geométrica y óptica. La *isomería geométrica* está determinada por la diferente disposición de los sustituyentes en torno a un doble enlace etilénico (C=C) o en torno a un anillo rígido en los compuestos cíclicos; los dos isómeros se diferencian con los prefijos *cis* y *trans*, según que los sustituyentes iguales se encuentren en la misma parte o en la parte opuesta, respectivamente, respecto al enlace o anillos fijos. La *isomería óptica* se da en aquellas sustancias que, aun teniendo la misma composición molecular y centesimal, muestran un comportamiento diferente ante la luz polarizada, siendo capaces unas de desviar a la derecha el plano de la luz polarizada y otras a la izquierda; estas sustancias se dice que son ópticamente activas.

isomerización f. Proceso químico en virtud del cual un isómero se convierte en otro isómero.

isómero m. Compuesto químico que teniendo la misma clase y número de átomos difiere en la estructura, propiedades o disposición de los átomos. (V. ISOMERÍA.)

isometría f. Crecimiento de una parte del organismo al mismo ritmo que el crecimiento estándar o el del conjunto. || Coordinación de la amplitud, dirección y fuerza de los movimientos voluntarios.

isomorfo Que tiene forma y estructura semejantes. (En particular, se llama **isomorfismo** a la igualdad de formas cristalinas en sustancias de composición química análoga.)

isoniacida f. Hidracida del ácido isonicotínico.

La isoniacida es un quimioterápico antituberculoso muy eficaz, por lo que es muy usado en el tratamiento de todas las formas de tuberculosis, así como en la profilaxis de esta enfermedad, sea en sectores de población con índice de infección elevado, sea para evitar nuevos brotes en tuberculosos curados, sea en personas que deben estar sometidas a un constante contacto con tuberculosos abiertos. Como principales características de la hidracida se tiene su fácil difusión y su rápida eliminación. Por absorción penetra en el bacilo, actuando principalmente sobre su multiplicación, inhibiéndola. Parece que actúa en dos fases: deteniendo el desarrollo como bacteriostático primero y desintegrando el bacilo como bacteriolítico después. Suele ser un fármaco bien tolerado.

isopatía f. Corriente del pensamiento médico según la cual el organismo, por influencia de una enfermedad concreta, elabora sustancias capaces de combatirla. (La isopatía es una antigua doctrina, que fue rehabilitada por la escuela de Pasteur bajo el nombre de *inmunización activa*, dando lugar a la seroterapia*.)

isoplastia f. Trasplante de un injerto perteneciente a un individuo de la misma especie.

isoscopio m. Aparato destinado al examen de las variaciones de las líneas verticales y horizontales en los movimientos del ojo.

Isospora Género de coccidios que comprende algunas especies patógenas y parasitarias del intestino humano.

isostenuria f. Emisión de orina de densidad baja que revela una pérdida del poder de concentración y de dilución del riñón. (Constituye un síntoma de la insuficiencia* renal crónica.)

isotélico Que produce o que tiende a producir el mismo efecto.

isotónico Que tiene igual presión osmótica.

La membrana celular es semipermeable, regulando la difusión de los solutos según sus gradientes de concentración entre el interior y el exterior de la célula. Cuando el líquido interno y el externo tienen la misma presión osmótica, hay isotonía, no estableciéndose ninguna corriente a través de la membrana. Lo mismo ocurre con las paredes de

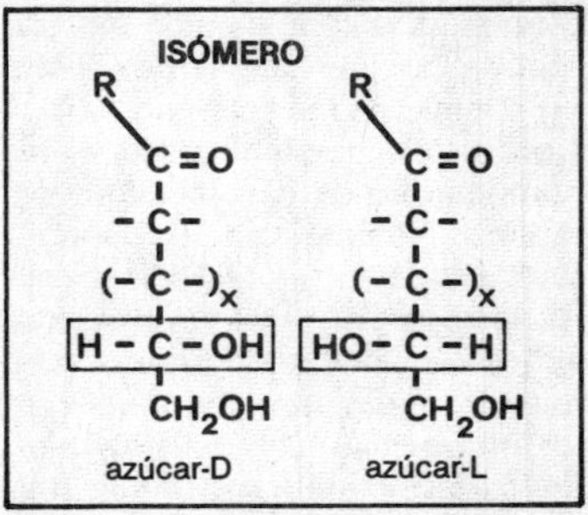

*Dos azúcares **isómeros** que difieren en la posición espacial del OH^-.*

los vasos en algunos territorios del sistema circulatorio.

—Dícese de lo que tiene igual tensión. (Se aplica a la contracción muscular con cambios de longitud, por ejemplo: la **contracción isotónica de los ventrículos**.)

isótopo m. Nombre que reciben los elementos químicos que tienen el mismo número atómico e idénticas propiedades químicas, pero que difieren en el peso atómico. Los isótopos poseen, pues, el mismo número de protones en sus núcleos, pero un número diferente de neutrones, lo que les confiere diferente masa atómica. Suelen designarse por el símbolo químico y un exponente que indica el peso atómico. La estabilidad de los isótopos viene dada por la estabilidad del núcleo; o sea por la relación entre el número de neutrones y el número de protones presentes en dicho núcleo. Cuando esta relación se halla comprendida, aproximadamente, entre 1 y 1,5, el isótopo es estable, cosa que no ocurre si esta relación es superior a 1,5. En este caso, se dice que el isótopo es radiactivo (**radioisótopo**), porque se desintegra espontáneamente emitiendo radiaciones, que pueden ser utilizadas como medio de diagnóstico o como medio terapéutico (**isotopoterapia**). Los isótopos, especialmente los radioisótopos, tienen una gran aplicación en el campo de la biología: con ellos se puede «marcar» un átomo de un compuesto y estudiar su destino a través de las más diversas reacciones bioquímicas que tienen lugar en un organismo vivo. Entre los isótopos estables de mayor interés bioquímico están el deuterio (D) o H^2, el N^{15}, el C^{14} y el O^{18}. El análisis de los isótopos radiactivos se realiza mediante los contadores de Geiger o los contadores de centelleo; en el campo de la bioquímica se ha utilizado mucho el S^{35}. Los radioisótopos constituyen uno de los mejores métodos de exploración en el diagnóstico médico; administrando al paciente una sustancia marcada, se puede seguir su camino, lo que permite realizar pruebas de funcionalismo de los diversos órganos. Por ejemplo, el I^{131} se usa para seguir el funcionalismo del tiroides, del hígado y del páncreas. Para el examen de los hematíes se usa el Cr^{51}. El Fe^{59} permite estudiar el metabolismo del hierro y su velocidad de absorción en el intestino, así como la eficacia de la médula ósea en la síntesis de los hematíes. Los tumores, al tener una mayor demanda de fósforo, son localizables con P^{32}. La **isotopoterapia**, basada en la aplicación de las radiaciones ionizantes mediante isótopos radiactivos, se vale de dos técnicas distintas. Una de ellas consiste en la inyección, con aparatos especiales, del isótopo en el tejido o cavidad que se desea irradiar; la otra consiste en la administración por vía oral o intravenosa del radioisótopo que presenta una afinidad específica con el tejido a irradiar. (V. RADIOTERAPIA.)

isotoxina f. Toxina formada por la inyección de una sustancia que procede de otro individuo de la misma especie.

isotrasplante m. Trasplante* o injerto* de tejido u órgano procedente de un individuo genéticamente idéntico (gemelos univitelinos), con lo que se consigue evitar el rechazo producido por causas inmunológicas.

isotrópico Que es simétrico alrededor de un eje longitudinal. || Que refracta individualmente en luz polarizada. (Como, por ejemplo, las bandas poco densas de las fibras musculares voluntarias.) || Influido por igual en todas direcciones. (Como, por ejemplo, el **crecimiento isotrópico**.)

isquemia f. Disminución intensa y brusca de la circulación sanguínea en un determinado segmento del organismo.

La isquemia puede ser transitoria o progresiva; en el caso extremo en que la circulación queda totalmente suspendida da lugar al cuadro del infarto*. La **isquemia parcial** o **transitoria** no compromete la vitalidad del tejido y puede ser perfectamente tolerada, tratándose de un trastorno episódico y focal de la circulación, de comienzo habitualmente brusco. Si tiene lugar en el territorio carotídeo del sistema nervioso o en el territorio vertebrobasilar, da lugar a trastornos sensitivos, motores, del lenguaje, visuales, del equilibrio, etc. El tratamiento depende de las causas desencadenantes (hipertensión, insuficiencia cardíaca, etc.) o de la enfermedad responsable de la isquemia secundaria, generalmente: embolia de origen cardíaco (tratamiento anticoagulante inmediato), procesos vasculares inflamatorios (corticoides), artrosis de la columna cervical (tratamiento quirúrgico) y, sobre todo, arteriosclerosis*. Las **isquemias progresivas** presentan un cuadro clínico en evolución, que empeora de forma lenta en el curso de varias horas o incluso días. En función de la terapéutica a aplicar, en estos casos es de gran importancia el diagnóstico del origen o causas de la isquemia, que puede tratarse del estrechamiento u oclusión de una arteria, como ocurre la mayoría de las veces, o también de un tumor, una hemorragia, hipertensión, etc. Especial interés presenta la patología isquémica vascular de la médula espinal, en la que la isquemia (incluso el infarto) es secundaria a lesiones estenosantes u obstructivas en la aorta o en las arterias vertebrales, intercostales o espinales. La **isquemia total** lleva a la muerte del tejido afectado si éste no puede ser irrigado por otros vasos colaterales compensatorios; adquiere su máxima importancia en la región cardíaca y en la cerebral (infarto cerebral). [V. CARDIOPATÍA ISQUÉMICA.]

isquidrosis f. Supresión de la sudoración.

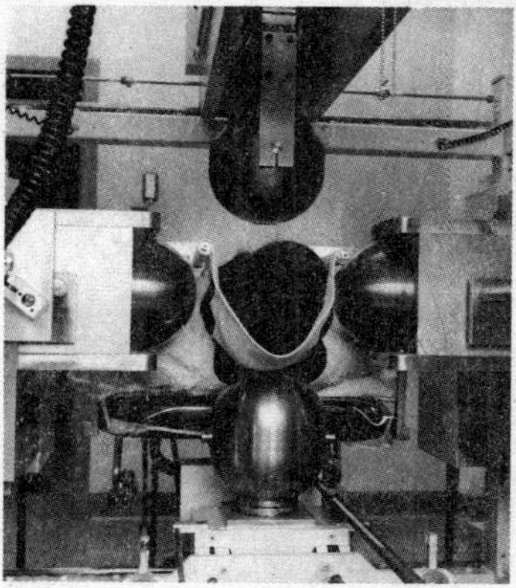

*Por medio de **isótopos radiactivos** este aparato, denominado tetrascaner, permite localizar tumores cerebrales.*

isquiocele m. Hernia a través del espacio sacrociático.

isquion m. Hueso de la parte inferior de la cadera, sobre el que descansa el cuerpo en posición de sentado. (V. ILIACO, HUESO.)

istmectomía f. Escisión quirúrgica de un istmo, en particular el del tiroides.

istmo m. Estrechamiento que conecta dos estructuras anatómicas o que comunica dos cavidades.

— **istmo de la aorta:** constricción que sufre la aorta entre el cayado y la aorta torácica.

— **istmo del encéfalo:** estrechamiento de la masa encefálica que une el cerebro, el cerebelo y la médula oblonga. (Sin. PROTUBERANCIA ANULAR; PUENTE DE VAROLIO.)

— **istmo de las fauces:** orificio que comunica la boca con la faringe. (Está delimitado por el velo del paladar, con la úvula, por arriba, las

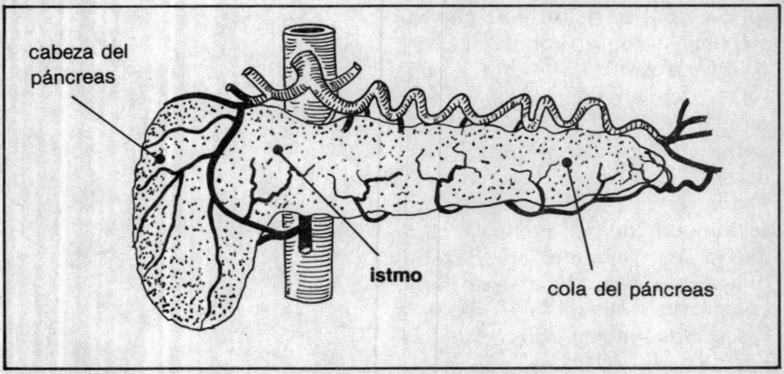

El ***istmo del páncreas*** *es el estrechamiento que conecta la cabeza con la cola.*

amígdalas por los lados y la lengua por abajo.)

— **istmo del meato auditivo externo:** estrechamiento del conducto auditivo en las proximidades de la unión entre las porciones ósea y cartilaginosa.

— **istmo de la próstata:** parte anterior de la base de la próstata.

— **istmo romboencefálico:** estrechamiento del cerebro embrionario que conecta el romboencéfalo con el mesencéfalo.

— **istmo del tiroides:** parte estrecha del tiroides que conecta los dos lóbulos laterales de la glándula.

— **istmo de la trompa de Eustaquio:** estrechamiento que sufre la trompa de Eustaquio en la unión entre las porciones ósea y cartilaginosa.

— **istmo de la trompa de Falopio:** estrechamiento de la trompa uterina en su unión con el útero.

— **istmo del útero:** porción alargada y estrecha del útero situada entre el cuerpo y el cuello uterinos.

— **istmo de Vieussens:** anillo de fibras musculares situado alrededor de la fosa oval del tabique interauricular.

istmoplejía f. Parálisis del istmo de las fauces, zona intermedia entre la boca y la faringe que participa en la deglución del bolo alimenticio.

isuria f. Eliminación de la misma cantidad de orina a diario, con lo que la diuresis* se mantiene constante. (A menudo forma parte del cuadro de cirrosis alcohólica con ascitis.)

iteración f. Repetición involuntaria de gestos o palabras. (Por ejemplo, durante un discurso.)

Ixodes Género de garrapatas que presenta especies parasitarias que pueden transmitir enfermedades.

ixodiasis f. Alteración cutánea, acompañada de fiebre. (Está causada por un tipo de garrapatas llamadas «duras», de la familia de los ixódidos.)

ixomielitis f. Inflamación de la médula espinal entre las vértebras dorsales y el sacro.

J

J Símbolo de julio*, unidad de energía o de trabajo. || Símbolo del equivalente mecánico del calor. (Su valor es 4,185 julios por caloría.)

jabón m. Agente de limpieza o lavado cuyo sustrato básico es una sal resultante de la combinación de un ácido graso con un álcali (de sodio o de potasio).

Si el álcali es la sosa, resulta un **jabón duro**, de mucha consistencia; si es una lejía de potasa, resulta un **jabón blando**, con consistencia cremosa. El llamado **jabón líquido** es una solución acuosa que contiene un 36% de jabón potásico de aceite de coco; diluido, se emplea para usos quirúrgicos. En terapéutica se utilizan diversos tipos de jabones, como el **jabón antiséptico**, al que se le han adicionado sustancias bactericidas, el **jabón cosmético**, que es tónico, suavizante y nutritivo de la piel, el **jabón negro**, que se utiliza en el tratamiento de la sarna, el **jabón parasiticida**, que contiene insecticidas, anticriptococócicos, etc. Además, hay **jabones medicamentosos**, para el tratamiento de las dermatosis, y el **jabón quirúrgico** (jabón líquido potásico de aceite de coco).

Jackson, síndrome de Síndrome compuesto por asociación de parálisis unilaterales del velo del paladar, de la lengua, de la laringe y de los músculos trapecio y esternomastoideo. (Constituye una forma de hemiplejía por lesión bulbar.)

jacksoniana, epilepsia Epilepsia* parcial motora originada por la irritación de una zona cortical del cerebro situada en la circunvolución frontal ascendente del lado opuesto a la epilepsia.

La causa de la epilepsia jacksoniana suele ser un traumatismo craneal o una simple conmoción. El comienzo de la epilepsia es consciente y se caracteriza por convulsiones localizadas en un grupo muscular del brazo, facial o de la pierna que pueden extenderse a toda la mitad del cuerpo. Las convulsiones empiezan siempre por el mismo sitio y se propagan en el mismo orden;

lo más común es que empiecen por un brazo, a partir de la mano hasta el hombro, pasen a la cara y, entonces, el enfermo pierda la conciencia; en algunos casos, la convulsión se transmite después a la pierna.

jactación o **jactización** f. Agitación, ansiedad, desasosiego, que aparece en ciertas enfermedades agudas.

jadeo m. Respiración anormal, con ruido (silbido, ronquido, gorgoteo, etc.) rítmico. (Aparece como consecuencia de esfuerzos, excesivo calor, cansancio, etc. o como manifestación de trastornos circulatorios o respiratorios.)

jalea f. Conserva de consistencia gelatinosa hecha con zumos o extractos de frutas. || Medicamento azucarado y de consistencia gelatinosa que tiene por base una materia vegetal o animal.

— **jalea real:** sustancia que producen las abejas obreras de una colmena, destinada a la nutrición de las larvas de la futura reina y de ellas mismas.

jaqueca f. Hemicránea*; dolor de cabeza.

jarabe m. Solución concentrada de azúcar en agua que sirve de vehículo para la administración de medicamentos.

jaramago m. Planta crucífera (*Erysimum officinale*) empleada desde muy antiguo para la preparación de expectorantes.

jargonafasia o **jergafasia** f. Lenguaje en el que se deforman y sustituyen palabras, con faltas de sintaxis, que aparece en las afasias y en las catatonías. (Se caracteriza porque el enfermo, en lugar de la palabra correcta, emplea un sonido semejante, sin que éste tenga significado alguno.)

jejunum m. Yeyuno*.

Jendrassik, maniobra de Maniobra que, con objeto de estudiar los reflejos rotulianos, se le impone al paciente para que mantenga completamente relajados los músculos que se observan. (Consiste en estirar fuertemente las dos manos unidas por la extremidad de los dedos formando gancho.)

jengibre m. Planta (*Zingiber officinale*) de las regiones tropicales. (De su rizoma carnoso, que recibe el mismo nombre, se extrae una esencia muy utilizada en farmacia, en la fabricación de licores y como condimento.)

jeringa o **jeringuilla** f. Tubo cilíndrico de vidrio o de material plástico análogo, por cuyo interior se desliza un émbolo y en uno de cuyos extremos se aplica una aguja hueca; sirve para administrar soluciones medicamentosas mediante *inyección**.

Las jeringas de uso corriente suelen tener una capacidad de 5 a 10 cc y están graduadas; con ellas se ponen la mayoría de inyecciones intramusculares, endovenosas y subcutáneas. Hay jeringas especiales para la administración de medicamentos que requieren una dosificación muy precisa, como en el caso de la insulina en los diabéticos, siendo éstas alargadas y estrechas para que sean más patentes las divisiones. También existen jeringas adaptadas para lavados e irrigaciones (vaginales, vesicales, etc.). La esterilización de la jeringa, para evitar infecciones, contagios, etc. es de gran importancia, por lo que se está generalizando el uso de jeringas desechables de material plástico, esterilizadas y envueltas en bolsas herméticas, que al ser de bajo costo se tiran una vez usadas.

Joffroy, signo de Signo clínico que aparece en el hipertiroidismo. (Se caracteriza por paresia del músculo frontal, que no se contrae cuando se dirige la mirada hacia arriba; no se producen arrugas en la frente al elevar el paciente los globos oculares.)

Jolly, cuerpos de Restos del núcleo de ciertos hematíes, que se observan, en el curso de anemias graves, bajo forma de corpúsculos redondeados basófilos. (Aparecen con signos de reacción activa de la médula, por lo que coinciden a menudo con los eritroblastos, la policromatofilia, los hematíes basófilos, etcétera.)

Jolly, reacción de Reacción eléctrica, característica de la miastenia, que se observa al explorar eléctricamente los músculos.

La reacción de Jolly consiste en la disminución de la duración y de la fuerza de la contracción de los músculos sometidos a excitaciones eléctricas repetidas a pesar de la elevación progresiva del umbral de excitabilidad. En el individuo normal, cuando por excitación eléctrica se produce la tetanización muscular (contracción dolorosa de los músculos), al interrumpir esta excitación, el músculo no se relaja por completo de forma instantánea, sino al cabo de unos minutos; de modo que si se repite la excitación eléctrica, la tetanización se reproduce inmediatamente. En la miastenia*, al cesar la excitación, la tetanización desaparece y el músculo se relaja por completo; para que se reproduzca la tetanización tiene que haber un cierto tiempo de reposo.

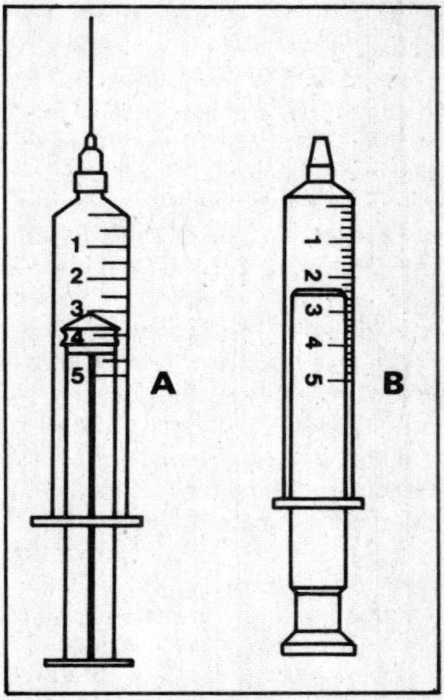

A) ***Jeringa*** *de un solo uso. B)* ***Jeringa*** *para inyecciones endovenosas.*

joroba f. Columna vertebral con curvatura saliente. (V. CIFOSIS.)

jugo m. Líquido fisiológico secretado por glándulas del aparato digestivo.

— **jugo duodenal:** líquido secretado por las glándulas de la mucosa intestinal duodenal.

El jugo duodenal, junto con el jugo pancreático y la bilis (que se vierten en el intestino delgado procedentes del páncreas e hígado, respectivamente), tiene como función principal completar la digestión de los alimentos que provienen del estómago, así como proporcionar un volumen considerable de moco (mucus) para proteger el revestimiento epitelial de esta parte del sistema digestivo. El moco es producido por las glándulas de Brunner y por innumerables células caliciformes que revisten el interior del intestino*. Para llevar a cabo su función digestiva, el jugo duodenal contiene gran provisión de enzimas (erepsina, enteroquinasa, etc.), secretadas fundamentalmente por las criptas de Lieberkühn. De toda la secreción (promovida por la acción mecánica local del quimo y por la secretina intestinal como factor hormonal) resulta un líquido alcalino, con un pH comprendido entre 7 y 8,6 aproximadamente. El examen del jugo duodenal (recogido mediante sondaje) es de gran importancia diagnóstica en la patología digestiva.

— **jugo gástrico:** líquido secretado por las glándulas de la mucosa gástrica.

El jugo gástrico es un líquido claro, fuertemente ácido por la presencia de ácido clorhídrico, que es segregado por las células delomorfas (con límites bien definidos) del estómago, y contiene moco y enzimas digestivas (pepsina, renina, lipasa). Tiene acción digestiva poderosa, por lo que es de gran importancia la función protectora del moco para que la mucosa no sea digerida por sus propias secreciones. Los métodos de exploración química del estómago se basan en la obtención y análisis del jugo gástrico, siendo los más usuales la obtención y análisis del jugo gástrico en ayunas; la obtención y análisis del jugo gástrico después de la comida de prueba; el cateterismo fraccionado después de la comida de prueba, y el cateterismo fraccionado después de la inyección de 1 mg de histamina (que provoca la secreción de jugo gástrico sin desayuno de prueba, hacia los diez minutos de la inyección). Para ciertos diagnósticos también son útiles la citología del jugo gástrico, la investigación de la sangre y la investigación del bacilo de Koch en dicho jugo.

— **jugo pancreático:** producto de la secreción exocrina del páncreas, que es vertido en el intestino delgado.

Es un líquido alcalino, con un pH comprendido entre 8,4 y 8,9 aproximadamente, debido a la presencia de bicarbonato; gracias a ello puede neutralizar la acidez del quimo gástrico. Contiene enzimas para digerir el alimento procedente del estómago, por lo que existe un mecanismo que regula la secreción pancreática en relación con la penetración de alimento en el duodeno. Éste es un control de tipo hormonal que actúa a través de la secretina y la pancreocimina. Entre las principales enzimas del jugo pancreático, destacan la tripsina, quimiotripsina, amilopsina (o amilasa pancreática) y una maltasa y una lipasa pancreáticas. El examen de los fermentos pancreáticos en el jugo duodenal forma parte de las pruebas para la exploración funcional

JUGO INTESTINAL

SUSTANCIA	CONTENIDO EN 1 dl
— agua (g)	98
— sustancias disueltas:	
sales (g)	0,9
calcio (mg)	7,7 (promedio)
fósforo (mg)	6,8 (promedio)
cloruro sódico (g)	0,5
bicarbonato sódico (g)	0,4
proteínas (g)	0,8
nitrógeno (g)	0,035-0,2

del páncreas (en relación a su secreción externa).

juicio m. Facultad para conocer y comparar ideas, hechos, etc.

El juicio es, tal vez, la más compleja y elevada de todas las actividades intelectuales, requiriendo el concurso de la observación, la lógica, la memoria, la experiencia y otras muchas facultades intelectuales. Constituye un factor determinante de la adaptación del individuo y de las líneas principales de su conducta. El juicio sano conduce a deducciones que están de acuerdo con la realidad (aunque en ocasiones es difícil determinar cuál es esta realidad), y toda perturbación por carencia o desviación se manifiesta por lo que en clínica se conoce por **trastornos del juicio**. Las insuficiencias o carencias del juicio pueden ser constitucionales o adquiridas, transitorias o crónicas (progresivas). Los casos transitorios se dan en la confusión mental y en ciertas disoluciones de la conciencia, ya sean fisiológicas (sueño), patológicas (epilepsia) o emocionales (cólera, estados pasionales). Todos los grados de insuficiencias intelectuales básicas (debilidad intelectual, imbecilidad) implican defectos más o menos graves del juicio. Además, todos los procesos demenciales van acompañados de una alteración grave y, a menudo, muy precoz del juicio (demencia, senilidad, etc.). Por otra parte, las desviaciones y falsedades del juicio, cuando persisten y se hacen habituales, son una anomalía mental (la de los «espíritus falsos») o una verdadera enfermedad mental (la de los «delirantes»). El tipo extremo de los primeros es el paranoico. Por último, existe una variedad de delirios que gira en torno a errores del juicio: es el llamado «delirio de interpretación».

julepe m. Poción a base de agua destilada, jarabes y sustancias medicamentosas.

julio o **joule** m. Unidad de medida del trabajo mecánico; su símbolo es *J*. (Es el trabajo realizado por

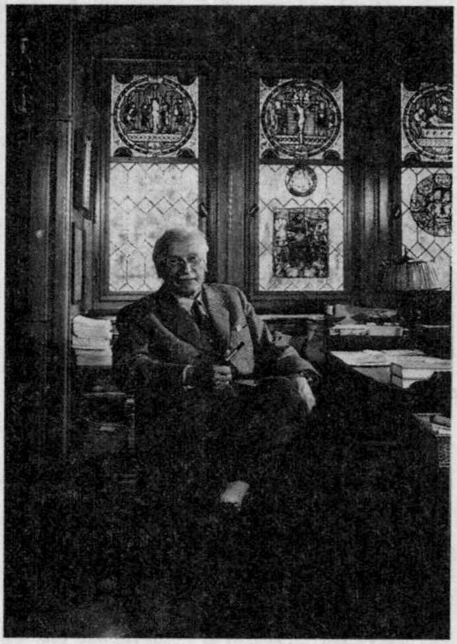

Carl G. Jung (1875-1961), creador de la teoría de los arquetipos.

una fuerza cuyo punto de aplicación se desplaza un metro y capaz de imprimir a un peso de 1 kg la aceleración de 1m/seg.) || Unidad de energía equivalente al trabajo que se produce al pasar una corriente de un amperio durante un segundo a través de una resistencia de un ohmio.

Jung, teorías de Conjunto de análisis llevados a cabo por el psicólogo y psiquiatra suizo Carl Gustav Jung (1875-1961).

Las teorías de Jung introdujeron la noción de inconsciente colectivo en relación con las nociones de introversión y extroversión. También en ellas se hace hincapié en los arquetipos, como expresión del inconsciente profundo.

juramento hipocrático Conjunto de normas éticas que juran cumplir los médicos al iniciar su profesión. (Está basado en las normas establecidas por Hipócrates [460-377 a. J.C.].)

justo maior Locución latina que indica que una cosa es mayor de lo normal.

justo minor Locución latina que indica que una cosa es menor de lo normal.

juventud f. Período de la vida comprendido entre la pubertad y el inicio de la madurez.

En el hombre, la juventud tiene un significado particular, diferente del de otros organismos, y viene caracterizada por el hecho de que el crecimiento y el desarrollo que se producen a lo largo de la infancia continúan, predominan los procesos de asimilación y de almacenamiento orgánicos, hay gran actividad física y resistencial, el sueño es profundo y prolongado y, además, el joven posee una gran capacidad de adaptación, imaginación viva, fácil memoria, empuje, entusiasmo, generosidad, etc. La duración de la juventud varía con los factores climáticos, ambientales, raciales, constitucionales, etc.

K

K, antivitamina Sustancia químicamente parecida a la vitamina K, que puede sustituir a ésta en el organismo e impedir la formación de protrombina* por el hígado. (De ahí su acción anticoagulante, tardía y persistente, utilizada en terapéutica). [V. ANTICOAGULANTES.]

K, vitamina Vitamina liposoluble (soluble en grasas), necesaria para el buen mecanismo de coagulación de la sangre.

Las dos formas principales de vitamina K son la vitamina K_1 y la K_2, abundantes en la mayor parte de las plantas superiores. Químicamente, se trata de dos naftoquinosas cuyas cadenas laterales, de longitud diferente, están formadas por unidades de isopreno. La vitamina K es necesaria para la adecuada formación de la protrombina del plasma sanguíneo, precursora de la trombina o enzima que convierte al fibrinógeno en fibrina, sustancia que mantiene cohesionados los coágulos de sangre. En la absorción por parte del organismo de la vitamina K, juegan un papel importante las sales biliares; de forma que cuando la formación o secreción de dichas sales es defectuosa, puede originarse una deficiencia de esta vitamina. No obstante, las deficiencias humanas de vitamina K son raras, ya que la dieta media suele contener cantidades más que suficientes de esta vitamina para satisfacer las necesidades mínimas; además, la vitamina K es sintetizada por las bacterias intestinales. Se administra, fundamentalmente, a los niños recién nacidos y a los pacientes antes y después de intervenciones quirúrgicas en la vesícula biliar o en el hígado, con objeto de asegurar los niveles de protrombina normales en la sangre. Las necesidades diarias probables están establecidas en 1 mg; los alimentos especialmente ricos en esta vitamina son: la col, coliflor, espinacas y otras verduras; el hígado de cerdo, y el aceite de soja y otros aceites vegetales. El empleo de aceite mineral en dietas adelgazantes o como laxante interfiere gravemente con la absorción de vitamina K, así como de las otras vitaminas liposolubles. Puede ser tóxica administrada a grandes dosis durante un tiempo prolongado, siendo los síntomas de esta toxicidad hipoprotrombinemia (déficit de protrombina en la sangre), petequias (pequeñas manchas de la piel) y degeneración de los túbulos renales; y en los niños prematuros, anemia hemolítica. Los cumarínicos, antagonistas de la vitamina K, son utilizados en la terapia anticoagulante*.

kala-azar m. Enfermedad endémica en la India y Extremo Oriente producida por el protozoario *Leishmania donovani*, que infesta especialmente el bazo y la médula ósea. (Sin. ESPLENOMEGALIA TROPICAL; LEISHMANIOSIS* VISCERAL.)

Se trata de una parasitosis del sistema mononuclear fagocítico, cuyo agente es transmitido por mosquitos del género *Phlebotomus* o a través del perro. Tras un período de incubación, que varía entre semanas y meses, aparece una fiebre no muy elevada, acompañada de una enorme esplenomegalia (aumento de tamaño del bazo), síntoma principal de la enfermedad, que se desarrolla acompañada de un mediano aumento del tamaño del hígado, anemia progresiva e intensa leucopenia (reducción del número de leucocitos). El cuadro evoluciona hacia la caquexia* (grave trastorno metabólico general), a la vez que la piel adquiere un tinte oscuro, especialmente en la frente y las manos, también característico de la enfermedad. Para el diagnóstico se descubre el parásito en la sangre, médula ósea o bazo. Su tratamiento se realiza normalmente con un antimonial: el glucantime. Además del tratamiento específico, una serie de medidas generales son fundamentales: dieta rica en proteínas con suplemento vitamínico y, en caso necesario, transfusión de sangre. A veces, cierto tiempo después de la curación aparente se desarrolla lo que se llama una leishmaniosis cutánea poskala-azar, que se trata con antimoniales. La profilaxis viene dada por la lucha contra el vector (flebotomos) mediante desinsectación y sacrificio de los perros enfermos, que constituyen el reservorio animal más importante.

kali Potasa, en alemán.

kaliemia f. Concentración de potasio en sangre. (Sin. CALIEMIA; POTASEMIA.)

El potasio es uno de los electrólitos más importantes de las células del organismo; juega un papel fundamental en la actividad nerviosa, en la contracción muscular, en la contracción cardíaca y en la función respiratoria, de ahí que un número considerable de síntomas se relacionen con las variaciones de este electrólito. Una persona normal ingiere en la dieta unos 4 g de potasio, eliminándose el 50 % por la orina y el 10 % por las heces. La kaliemia normal es de 16 a 21 mg por litro de sangre. Cifras inferiores producen la *hipokaliemia* y superiores, la *hiperkaliemia*.

Kaposi, sarcoma de Tumor muy maligno, con la estructura del sarcoma*, con grandes espacios vasculares y numerosos vasos sanguíneos.

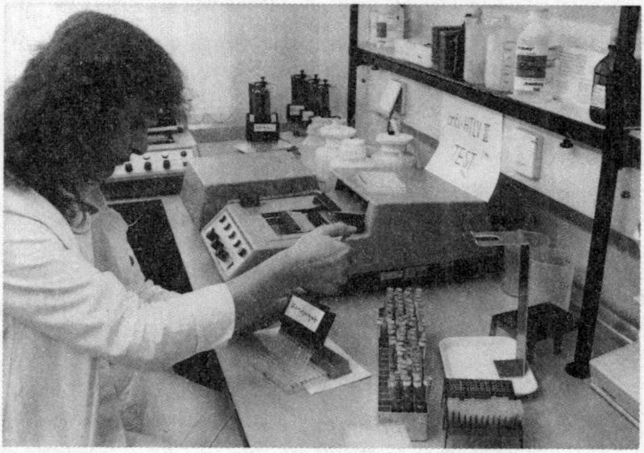

Análisis de sangre para identificar el virus HTLV III, responsable del SIDA, uno de cuyos principales síntomas es el ***sarcoma de Kaposi****.*

La enfermedad o sarcoma de Kaposi es una afección muy poco frecuente, observada sobre todo en ancianos europeos y americanos de ascendencia judía y mediterránea. Se ha discutido mucho su naturaleza neoplásica o infecciosa. Se caracteriza por la multiplicidad de lesiones en evolución. La erupción empieza en las extremidades y alcanza progresivamente todo el cuerpo, extendiéndose a las vísceras en las que provoca metástasis. En la piel aparecen placas angiomatosas rojas; sobre estas placas, o en la piel sana, se forman nódulos duros, del tamaño de un guisante, de color azulado o pardo, que raramente se ulceran pero que en cambio sufren hemorragias en su interior, responsables del aspecto hematomatoso que presentan. La radioterapia puede prolongar la vida del paciente. En la actualidad, este sarcoma aparece con frecuencia entre los homosexuales afectos de SIDA*.

Katz, fórmula de Cifra que representa la velocidad de sedimentación de los glóbulos rojos. (Viene representada por la semisuma de las cifras leídas al cabo de la primera y segunda horas y normalmente es igual o inferior a 7.)

Kayser-Fleischer, anillo de Anillo bronceado situado sobre el limbo esclerocorneal que aparece en ciertos trastornos del metabolismo del cobre. (Esta pigmentación, debida a depósitos de cobre en los tejidos, constituye uno de los síntomas más constantes de la hepatitis familiar juvenil o enfermedad de Wilson y del síndrome de Westphal-Strümpell.)

kefir m. Bebida alcohólica, gaseosa y acidulada, que se obtiene sometiendo leche a fermentación con una levadura especial (*Diospora caucásica*) que transforma la lactosa en alcohol. (El kefir obtenido con leche de vaca no suele llegar a contener el 1% de alcohol.)

Keith-Flack, nudo de Nódulo* sinusal.

Kimmelstiel-Wilson, síndrome de Síndrome que aparece en las

diabetes pancreáticas, es decir con albuminuria, caracterizado anatómicamente por el engrosamiento de la membrana basal de los capilares glomerulares. (Sin. GLOMERULOSCLEROSIS INTERCAPILAR.)
La denominación de glomerulosclerosis intercapilar se debe a la presencia de depósitos de sustancia hialina entre las asas capilares de los glomérulos; hay asimismo lesiones de arteriosclerosis inespecífica y, a veces, una degeneración grasosa del epitelio tubular. Clínicamente, el síndrome se caracteriza, de forma inconstante, por la presencia de proteínas en la orina, que puede ser aislada o asociada a un síndrome nefrótico, o por una insuficiencia renal progresiva con hipertensión arterial con o sin edema. Aun cuando no hay una relación estricta entre la gravedad de la diabetes y el desarrollo o la intensidad de este síndrome, el tratamiento correcto de la primera es la única posibilidad que existe de evitar el desarrollo de esta complicación renal. Se trata de un síndrome maligno, que progresa hacia una fuerte uremia.

Klebsiella Género de bacterias de la familia de las enterobacteriáceas cuyas especies son microorganismos gramnegativos. (Destaca la **Klebsiella pneumoniae** o bacilo de Friedlander, agente causante de la neumonía de Friedlander.)

Klinefelter, síndrome de Síndrome de eunucoidismo* por desarrollo incompleto o defectuoso (hipoplasia) de los testículos debido a causas constitucionales; también se conoce por *síndrome de Klinefelter-Reinfestein-Algright.*
En realidad, el síndrome de Klinefelter consiste en un cuadro eunucoide discreto con un aumento del volumen de las mamas en el hombre y un aumento de la hormona foliculostimulante (FSH). La lesión consiste en la anulación de los tubos seminíferos y células de Sertoli —lo que causa la esterilidad— y la carencia más o menos completa del tejido intersticial de Leydig, que produce la persistencia en mayor o menor grado de los caracteres sexuales y de la libido. El cariotipo (imagen cromosómica) más frecuente es de 47 cromosomas (44 autosomas y XXY; es decir poseen un cromosoma sexual femenino [X] de más) lo que implica la existencia de un sexo genético femenino (por tener dos cromosomas X), acompañado de la presencia de un cromosoma Y. A veces, se hace difícil saber si se trata de hipoplasia constitucional pura o si, sobre testículos constitucionalmente débiles, han actuado infecciones inadvertidas en los primeros años de vida.

Klippel, enfermedad de Parálisis general caracterizada por la aparición de trastornos paralíticos consecutivos a un ataque súbito. (Se produce a causa de un ateroma de las arterias cerebrales y rápidamente se instaura la demencia.)

Klippel-Feil, síndrome de Malformación de la columna cervical, que da lugar a la ausencia aparente del cuello.
Anatómicamente, en este síndrome los cuerpos vertebrales se encuentran atrofiados, aplanados y fusionados en uno o varios bloques irregulares; los arcos posteriores, igual-

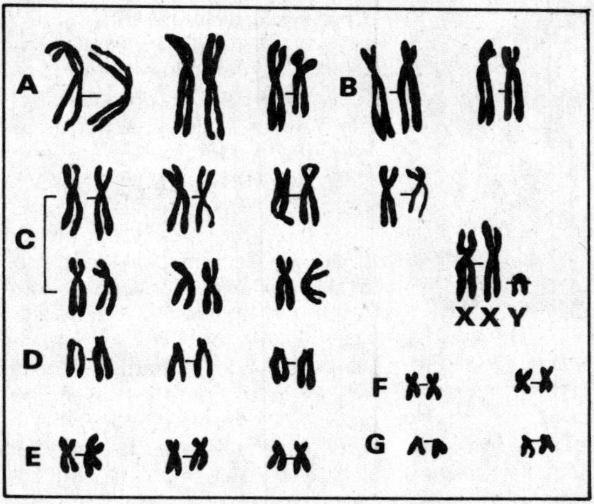

*Cariotipo de una persona afecta del **síndrome de Klinefelter**, con un cromosoma sexual femenino (X) de más.*

mente fusionados, presentan a menudo una espina bífida extensa. La cabeza parece colocada directamente sobre el tronco y sus movimientos están muy limitados, siendo común la rigidez de nuca o tortícolis. Puede asociarse con otras malformaciones, principalmente con el cúbito valgo, el mongolismo o el infantilismo.

Klippel-Trenaunay, síndrome de Síndrome congénito caracterizado por hipertrofia de un miembro. (Afecta particularmente al esqueleto y aparece en la infancia o en la adolescencia.)

Koch, Robert Médico alemán (1843-1910). (Se ha dado su nombre a varios términos médicos relacionados con sus estudios y descubrimientos, sobre todo en el ámbito de la tuberculosis.)

— **Koch, bacilo de:** microorganismo causante de la tuberculosis, descubierto por el médico alemán R. Koch en 1882. (V. TUBERCULOSIS.)

— **Koch, fenómeno de:** fenómeno observado en todos los individuos susceptibles de contraer la tuberculosis, o en los ya tuberculosos, al introducir bacilos tuberculosos por segunda vez bajo la piel.

El fenómeno de Koch, descubierto en 1891, se observa fácilmente introduciendo nuevamente bajo la piel de cobayos ya tuberculizados una pequeña cantidad de bacilos de Koch. La reacción es inmediata, indicio de la reactividad del organismo frente al bacilo, apareciendo una inflamación local muy intensa, seguida de necrosis (muerte celular) y de eliminación rápida de los tejidos atacados por los microbios. El proceso, contrariamente a lo que ocurre en la primera inoculación subcutánea, no va seguido de la formación de un absceso permanente ni de la hipertrofia de los ganglios vecinos.

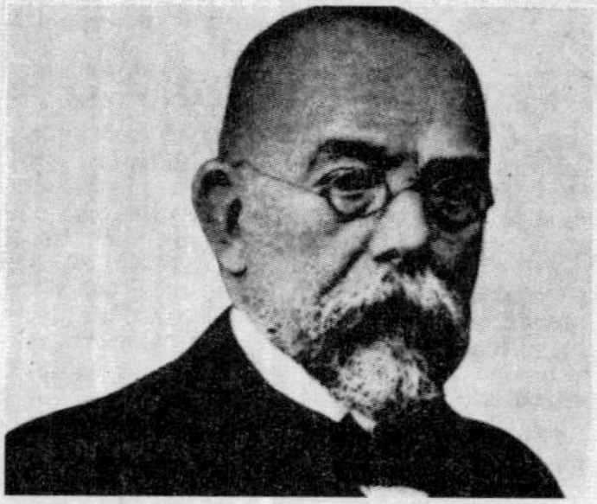

Robert Koch (1843-1910) ha dado su nombre a varias entidades clínicas.

— **Koch, postulados de:** reglas emitidas por el médico alemán Robert Koch en 1884, que establecen las relaciones que hay entre causa y efecto de un bacilo patógeno y la infección que éste produce.
En resumen, Koch postuló que en caso de enfermedad siempre se debe encontrar el bacilo, el cual puede ser aislado en un medio de cultivo artificial; empleando un cultivo puro, la enfermedad puede ser reproducida en un animal de laboratorio y, además, el bacilo puede ser aislado a partir de un animal infectado experimentalmente.

Kocher, pinzas de Instrumento quirúrgico introducido en el quirófano por el cirujano vienés Theodor Kocher (1841-1917) con objeto de asegurar la hemostasia en las intervenciones del tiroides.

Koplick, manchas de Manchas rojas con un punto blanco azulado en el centro. (Aparecen sobre la cara interna de las mejillas dos o tres días antes de la erupción del sarampión y desaparecen al cabo de tres días.)

Krebs, ciclo de Nombre dado a la serie de reacciones enzimáticas que se dan en el interior de las células con objeto de producir energía durante la degradación de los glúcidos o hidratos de carbono. (Sin. CICLO DEL ÁCIDO CÍTRICO; CICLO DEL ÁCIDO TRICARBOXÍLICO.)
El ciclo de Krebs es la ruta común final para la oxidación de grupos acetilo, en la cual convergen durante el catabolismo las moléculas combustibles orgánicas principales de la célula, los hidratos de carbono, los ácidos grasos y los aminoácidos. La respiración celular se produce en tres fases: la formación del acetil-coenzima A (acetil-CoA) por oxidación a partir del piruvirato, de los ácidos grasos o de los aminoácidos; la degradación de los restos de acetilo por el ciclo de Krebs para dar anhídrido carbónico y átomos de hidrógeno, y el transporte de electrones al oxígeno molecular, que va acompañado de la fosforilación oxidativa del adenisindifosfato* (ADP) a adenosintrifosfato* (ATP). El piruvirato, producto final de la glucólisis en condiciones aeróbicas (en presencia de oxígeno libre), experimenta, en primer lugar, una deshidrogenación (pérdida de hidrógeno) y una descarboxilación (extracción de una molécula de anhídrido carbónico) por el complejo de la deshidrogenasa del piruvirato, que contiene tres enzimas que actúan secuencialmente en la formación de acetil-coenzima A y anhídrido carbónico. El ciclo de Krebs, que tiene lugar en la mitocondria, comienza cuando la sintasa del citrato cataliza la condensación del

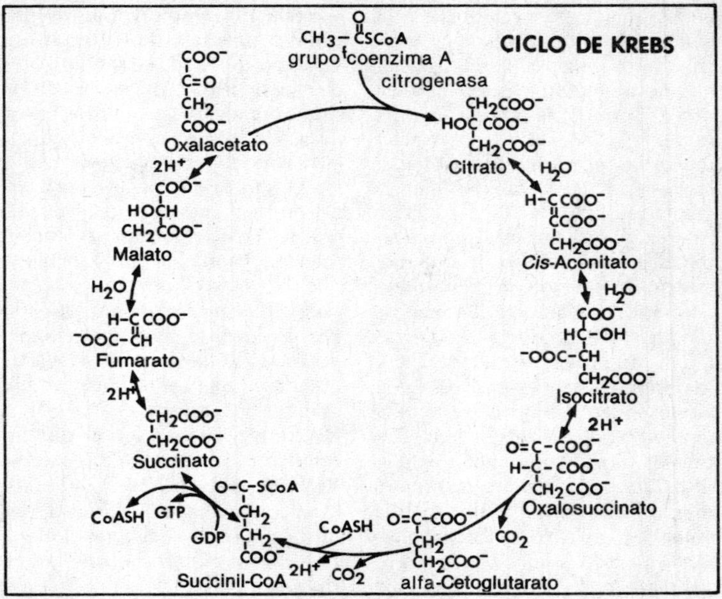

Componentes químicos del ***ciclo de Krebs****, sin las enzimas.*

acetil-CoA con el oxalacetato para formar citrato. A continuación, la aconitasa cataliza la formación reversible del isocitrato a partir del citrato. Acto seguido, el isocitrato se deshidrogena y se forma CO_2 y α-oxoglutarato, que se deshidrogena y descarboxila transformándose en CO_2 y succinil-CoA. Éste reacciona con difosfato de guanosina y fosfato por acción de la sintetasa del succinil-CoA, para formar succinato libre y trifosfato de guanosina, el cual transfiere su grupo terminal al ADP. Después, el succinato se oxida a fumarato por la succinato deshidrogenasa. El fumarato se hidrata reversiblemente por la fumarasa a L-malato, que se oxida por la deshidrogenasa del L-malato dependiente del dinucleótido de nicotinamida y de adenina (NAD+), regenerándose una molécula de oxalacetato. Esta última puede combinarse después con otra molécula de acetil-CoA, iniciándose otra vuelta del ciclo. La velocidad global del ciclo de Krebs está controlada en el hígado por la velocidad de conversión del piruvirato en acetil-CoA para formar citrato, catalizada por la sintasa del citrato, enzima alostérica inhibida por el succinil-CoA y otros moduladores negativos. En el metabolismo de los glúcidos o hidratos de carbono existen tres fases en las que se produce energía: la glucólisis*, el ciclo del ácido cítrico y la fosforilación oxidativa. Cada uno de estos procesos tiene su propio control, de modo que opera a una velocidad que es exactamente la necesaria para satisfacer las necesidades instantáneas de la célula respecto de sus productos. Además, estas tres fases están coordinadas entre sí de modo que funcionan conjuntamente de manera económica y autorregulada para producir ATP, producto final del catabolismo productor de energía, y los intermediarios específicos (piruvirato, citrato, etc.) que se necesitan como precursores en la biosíntesis de otros componentes celulares. Cuando se produce un incremento en el consumo del ATP, la velocidad de la oxidación del piruvirato por la vía del ciclo de Krebs aumenta, con lo que crece el flujo de electrones hacia la cadena respiratoria. Cuando el ATP recupera su nivel normal, el ciclo de Krebs y la secuencia glucolítica disminuyen su ritmo debido a la acción interrelacionada del ATP como inhibidor alostérico de la glucólisis y de la oxidación del piruvirato. Las enzimas reguladoras de la glucólisis y del ciclo de Krebs funcionan también de un modo concertado; en las células cancerosas, parece estar ausente esta interrelación: la glucólisis se produce a velocidad mucho mayor que la que necesita el ciclo de Krebs, dando como resultado que las células cancerosas consumen mucha más glucosa sanguínea que las células normales, pero no pueden oxidar el piruvato formado por la glucólisis, por lo que lo reducen en su mayor parte a lactato, que abandona las células y es eliminado por la sangre.

Kummel, enfermedad de Espondilitis* traumática.

Kupffer, células de Células estrelladas localizadas en las paredes de las sinusoides del hígado. (Participan en la elaboración de la bilirrubina.)

Kussmaul, respiración de Respiración que se observa en el coma. (Consiste en una inspiración profunda seguida de una breve pausa en inspiración forzada, y en una inspiración breve y quejumbrosa, seguida de una nueva pausa.)

L

l Símbolo de levógiro*.

lab, fermento Enzima gástrica, muy abundante en el estómago de los bovinos, que transforma la caseína insoluble de la leche en caseína soluble. (Se utiliza en la fabricación de quesos y otros derivados lácteos; el fermento análogo del estómago humano es la pepsina.)

Labarraque, licor de Solución de hipoclorito sódico con carbonato sódico y cloruro sódico, utilizada desde antiguo como desinfectante, previamente rebajada con agua. (Es de reacción alcalina y contiene trazas de cloro activo.)

laberintitis f. Inflamación del laberinto del oído interno.

Puede afectar al laberinto anterior, y entonces se manifiesta por trastornos de la audición, o al laberinto posterior, manifestándose en este caso por trastornos del equilibrio. Las laberintitis pueden ser agudas y crónicas, serosas o purulentas; estas últimas, a su vez, pueden ser crónicas, circunscritas o difusas. En las formas agudas el comienzo es violento y dramático, con sordera, vértigos, etc.; así, mientras que en las serosas la audición evoluciona hacia una hipoacusia, en las purulentas la sordera es completa y definitiva, siendo el pronóstico más grave que el de aquéllas. La **laberintitis purulenta crónica circunscrita** es relativamente benigna y se caracteriza por una inflamación que puede interesar a cualquiera de los segmentos anteriores o posteriores del laberinto; la **laberintitis purulenta crónica difusa** tiene una evolución lenta y progresiva, que conduce a la destrucción total de la zona interesada.

laberinto m. Oído interno.

El oído interno está formado por una serie de tubos membranosos dispuestos en planos diferentes, junto con dos sacos membranosos en comunicación con aquéllos. Este sistema cerrado está lleno de un líquido, la *endolinfa*, y se parece mucho a un laberinto, por lo que recibe el nombre de **laberinto membranoso**. Éste se halla dentro de una serie de espacios y cavidades en el hueso que tienen la misma forma que él, aunque de dimensiones algo mayores, y que constituye el llamado **laberinto óseo**. Aunque en algunos lugares el laberinto membranoso está unido al periostio que reviste la pared del laberinto óseo, casi todo el laberinto membranoso se encuentra rodeado de un líquido denominado *perilinfa*, que llena el espacio que queda entre los dos. La porción más dilatada del laberinto óseo está situada en la parte profunda del hueso, por dentro de la pared interna del oído medio, y recibe el nombre de *vestíbulo*, ya que es la puerta de entrada desde el oído medio al oído interno. En la pared ósea que separa el oído medio, lleno de aire, del vestíbulo del laberinto óseo, lleno de líquido, hay dos ventanas: la *ventana oval*, superior, y la *ventana redonda*, inferior. El borde libre del último de los huesecillos de la cadena que atraviesa el oído medio se adapta firmemente a la ventana oval del laberinto, de forma que cuando las ondas sonoras hacen vibrar la membrana del tímpano, las vibraciones son transmitidas, a través de la cadena de huesecillos del oído medio, a la perilinfa del vestíbulo; cada vez que la perilinfa es impulsada a través de la ventana oval, el impulso se transmite a la ventana redonda, que sólo está cerrada por una membrana elástica. La más anterior de las dos prolongaciones tubulares del vestíbulo recibe el nombre de *cóclea*, por su forma espiral a modo de la concha de un caracol; la más posterior está formada por tres tubos óseos de tipo cilíndrico, cada uno de los cuales sigue un trayecto semicircular de manera que vuelve a conectar con el vestíbulo: son los llamados *conductos semicirculares*. En el laberinto membranoso hay dos sacos, ambos en el vestíbulo del laberinto óseo; el más anterior y pequeño recibe el nombre de *sáculo*; el mayor y más posterior se llama *utrículo*. El tubo membranoso que penetra en el caracol nace del sáculo y, al entrar en la vuelta basal, recibe el nombre de *conducto coclear*, cuyo borde grueso se halla unido a un lado del conducto óseo del caracol por el llamado *ligamento espiral*. El conducto coclear asciende, pues, en espiral por las vueltas del caracol, quedando siempre la parte superior, que recibe el nombre de *rampa vestibular*, separada de la parte inferior, la *rampa timpánica*, ambas llenas de perilinfa. El órgano terminal de la audición está formado por una cinta estrecha de células neuroepiteliales y fibras especiales dispuestas a lo largo del suelo del conducto coclear en toda su longitud: es el *órgano de Corti*. En él se originan los impulsos nerviosos que crean la audición cuando sus células especiales son estimuladas por vibraciones transmitidas, a través del conducto coclear, desde la perilinfa de la rampa vestibular hacia la perilinfa de la rampa timpánica, entre las cuales no existe libre comunicación.

lábil Inestable. || Fácilmente transformable o alterable. (Como, por ejemplo, una **sustancia lábil**.)

labilidad f. Inestabilidad. || Calidad de lábil.

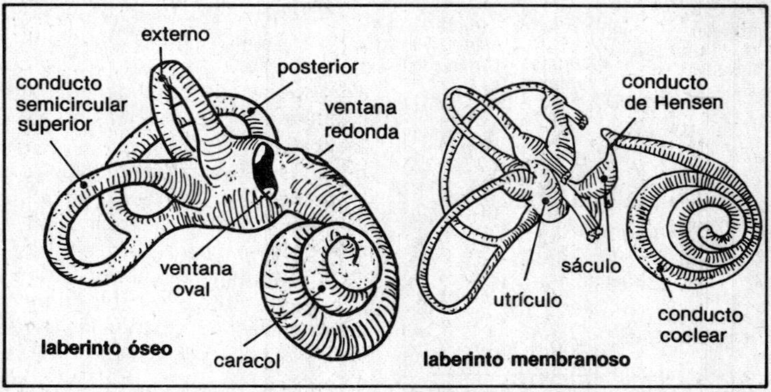

Oído interno: ***laberinto óseo*** *y* ***laberinto membranoso****.*

— **labilidad afectiva** o **emotiva:** alteración del control consciente de las reacciones emotivas (risa, llanto, etc.).

labio m. Cada uno de los bordes engrosados de una estructura, órgano, etc. (Como, por ejemplo, los **labios de la boca**, los **labios de la vulva**, los **labios de una herida**, etc.)

— **labio leporino:** malformación congénita del labio superior de la boca por defecto en la soldadura de los arcos maxilares y brote medio intermaxilar.

La falta de conexión puede ser monolateral o bilateral, y las causas pueden ser hereditarias o intrauterinas. La fisura afecta a la piel, a la mucosa del labio superior y a la parte superior del músculo orbicular. En las formas más graves, no sólo es estirado hacia arriba el muñón externo del labio dividido, sino también la nariz, que resulta deformada por acción de los músculos de la aleta nasal. Los trastornos derivados del labio leporino son fundamentalmente respiratorios (drenaje dificultoso de las secreciones, el aire inspirado no se calienta suficientemente) y digestivos (dificultades en la succión durante la lactancia). A partir del tercer mes de vida, el labio leporino puede corregirse mediante una intervención de cirugía plástica, que suele dar resultados satisfactorios.

— **labio de tapir:** nombre dado al labio superior fuertemente prominente que se observa en la facies* miopática.

— **labios de la boca:** pliegues musculomembranosos que, en número de dos, forman los límites anteriores de la boca.

La masa de los labios está constituida por fibras musculares estriadas y tejido conectivo fibroelástico. El tejido muscular está formado principalmente por dos grupos de músculos: los constrictores de los labios (orbiculares, compresor) y los dilatadores (cigomático mayor, triangular de los labios, elevador del labio

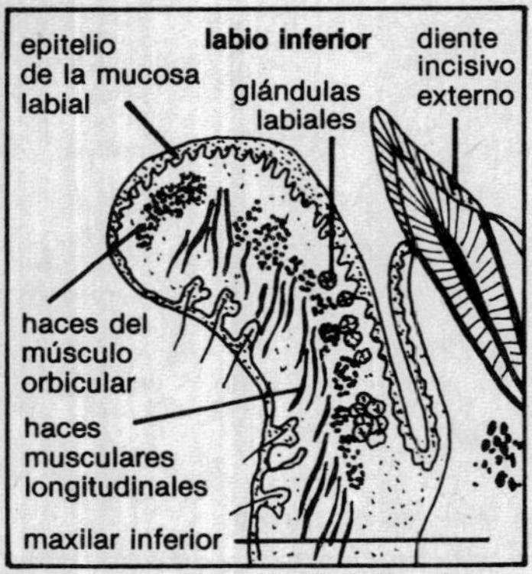

*Corte sagital del **labio inferior de la boca**, con las glándulas labiales.*

superior y cuadrado de la barba). Accionando estos músculos, de forma aislada o combinada, resulta el complejo juego de actitudes que hacen de los labios una de las partes más expresivas del rostro. Por otra parte, están inervados por ramas del nervio facial y tienen una red vascular muy rica. La superficie externa de cada labio está cubierta de piel que contiene folículos pilosos, glándulas sebáceas y glándulas sudoríparas. Los bordes libres de los labios, de color rojo, están recubiertos de piel modificada que representa una transición entre la piel y la mucosa. Las papilas del tejido conectivo de la dermis, situado por debajo, son altas y ricas en vasos; en consecuencia, la sangre contenida en sus capilares se observa fácilmente a través de la epidermis transparente y proporciona color rojo a los labios. En la piel de los bordes libres de los labios, de color rojo, no hay glándulas sudoríparas ni sebáceas, ni folículos pilosos. Como el epitelio no está queratinizado (V. QUERATINA) ni dispone de sebo, tiene que humedecerse frecuentemente con la lengua para asegurar su integridad. En condiciones favorables a la evaporación son frecuentes los «labios agrietados». Las papilas presentan terminaciones nerviosas y papilares hasta muy cerca de la superficie de los bordes rojos; por tal motivo los labios tienen gran sensibilidad. Cuando la piel de los bordes libres pasa a constituir la superficie interna de los labios, se transforma en mucosa. En la lámina propia del tejido conectivo están incluidas pequeñas acumulaciones de glándulas mucosas (glándulas labiales), que alcanzan la superficie por medio de pequeños conductos.

— **labios mayores:** pliegues externos que limitan la hendidura vulvar en los genitales externos femeninos. Nacen inmediatamente por debajo del monte de Venus y, a medida que van dirigiéndose hacia atrás, se separan para volver a acercarse en la parte más baja a poca distancia detrás de la abertura externa de la vagina, que se abre en la hendidura limitada por dichos labios. La epidermis que cubre la superficie externa de cada labio tiende a estar pigmentada y posee grandes folículos pilosos y glándulas sebáceas. La de la superficie interna también tiene folículos pilosos y glándulas sebáceas, pero los pelos son más finos. Presenta también glándulas sudoríparas. Los núcleos de los pliegues contienen principalmente grasa y algo de músculo liso.

— **labios menores:** pliegues cutáneos finos que delimitan al vestíbulo de la vagina.
Después de cubrir una parte del clítoris, que queda entre ellos, los labios menores se dirigen hacia atrás, en dirección muy parecida a la de los labios mayores, situados por fuera. Están formados por finos pliegues de piel y carecen de pelo. En sus dos caras hay glándulas sebáceas y sudoríparas. Aunque la superficie interna de cada pliegue está formada por piel, tiene el color rosado que corresponde a una mucosa.

labiomicosis f. Micosis* labial.

labium m. Nombre latino de labio.
Se utiliza en ciertas denominaciones, como, por ejemplo: **labium fisum** (labio leporino), **labium maius** (labio mayor), **labium minus** (labio menor), **labium articulare** (anillo cartilaginoso del borde de una superficie ósea articular), **labium cerebri** (borde del hemisferio cerebral encima del cuerpo calloso), etc.

laboratorio m. Local o edificio donde se efectúan trabajos experimentales, se elaboran medicamentos o se realizan pruebas, análisis y exámenes (químicos, serológicos, citológicos, etc.).

labrum m. Labio, pliegue, borde.

laca f. Resina de ciertos árboles, tónica y astringente.

lacado m. Salida de la hemoglobina de los hematíes, lo que proporciona la coloración roja al plasma sanguíneo.

laceración f. Maniobra quirúrgica consistente en la separación manual de una formación anatómica de otras colindantes. || Herida* o desgarro*.

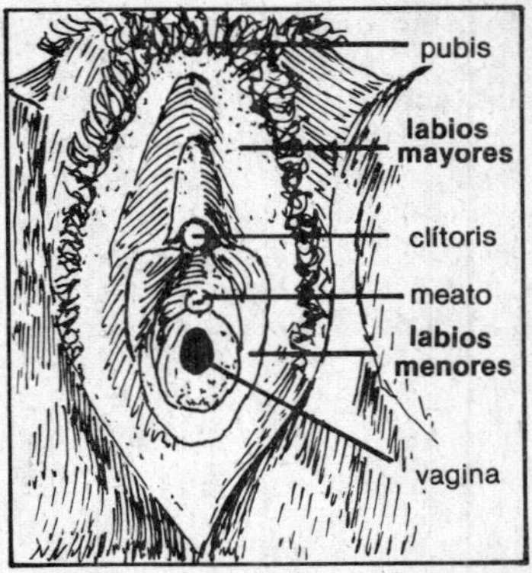

*Los **labios mayores** limitan la vulva y los **menores** el vestíbulo de la vagina.*

— **laceraciones del cérvix uterino:** lesiones o desgarros del cuello uterino por complicaciones del parto o por intervenciones prematuras. (Su síntoma principal es la hemorragia; si las lesiones no son suturadas inmediatamente, ésta puede llegar a comprometer la vida de la mujer.)

— **laceraciones de la vagina:** desprendimiento de una zona de los fondos de saco de la vagina posterior y anterior del cuello del útero por complicaciones del parto. (Si las lesiones afectan conjuntamente al periné y la vagina, entonces se habla de *desgarros del periné.*) [V. DESGARRO.]

— **laceraciones de la vulva:** desgarros en la vulva, especialmente delicados cuando afectan al territorio del clítoris.

lacrimógeno Que provoca la secreción de las lágrimas. (Como, por ejemplo, el *gas* lacrimógeno.*)

lacrimotomía f. Incisión del saco o del conducto lacrimal.

lactación f. Actividad secretora de las glándulas mamarias que precede y sigue al parto, prolongándose durante un tiempo más o menos largo.

La mayor parte del aumento de volumen de la mama a partir del sexto mes del embarazo depende de la acumulación de secreción en los alveolos y conductos. Algo de esta secreción, el *calostro**, escapa a través del pezón (en las multíparas esto puede ocurrir precozmente). Después del parto, se secreta calostro de forma más abundante, pero sólo durante dos o tres días; a continuación, las mamas empiezan a secretar leche. El calostro es más rico en proteína que la leche, pero más pobre en grasa. Durante el tiempo en que el niño toma el pecho, se produce muy poca leche; la mayor parte de la que recibe el lactante ha sido secretada durante los intervalos entre las mamadas y se ha acumulado. La hormona a la cual corresponde principalmente la estimulación de las glándulas mamarias para secretar leche es la hormona lactógena, secretada por las células acidófilas de la hipófisis anterior. La terminación del embarazo, con la expulsión de la placenta, tiene consecuencias importantes a este nivel. La placenta ha estado actuando como una fábrica de hormonas, produciendo varias que podían muy bien inhibir la producción y secreción de hormonas similares u otras por las glándulas de la mujer embarazada. Con la eliminación de la placenta, durante el parto, desaparece este efecto supresor sobre la producción de hormonas en el cuerpo de la mujer; como consecuencia, la hipófisis anterior empieza rápidamente a elaborar cantidades muy elevadas de hormona lactógena. La persistencia de la función mamaria depende, pues, de que la hipófisis anterior siga secretando dicha hormona; ello, a su vez, depende de que las mamas sean vaciadas regularmente. Los impulsos nerviosos aferentes producidos por el acto de mamar y los factores psicológicos que intervienen contribuyen en este sentido, haciendo que la hipófisis anterior siga produciendo esta hormona. La secreción de hormona lactógena perturba, de alguna forma, los mecanismos de control, pudiendo suprimir la secreción de la hormona foliculostimulante (FSH). En todo caso, durante el tiempo en que la madre está dando el pecho a su hijo, puede no producirse ni ovulación ni menstruación; no obstante, esto no constituye un fenómeno universal y las mujeres pueden quedar embarazadas nuevamente durante el período de lactancia. El embarazo no interfiere con una lactancia bien establecida: una mujer puede seguir alimentando a su bebé después de haber concebido otro. Cuando el hijo empieza a mamar, estímulos aferentes nacidos en la glándula mamaria alcanzan el hipotálamo y hacen que las neuronas descarguen y el lóbulo posterior de la hipófisis libere oxitocina*, sustancia que provoca la contracción de las células mioepiteliales de la glándula; el reflejo pone la leche a disposición del pezón, por donde sale. El vaciamiento completo de las mamas en el acto de mamar conserva e incluso aumenta la capacidad funcional de la glándula, no sólo porque los estímulos nerviosos actúen sobre la hipófisis anterior provocando la secreción de hormona lactógena, sino también porque, al aumentar los requerimientos funcionales para la mama, tiende a estimularse el crecimiento de la estructura para permitir que se cubran las necesidades mayores. El factor esencial de esta glándula parece ser la hormona cortical que modifica el metabolismo hidrocarbonado; el tiroides también facilita la lactación. Si los pechos no se vacían regularmente, tienen tendencia a recuperar la estructura de antes de iniciarse el embarazo. Después de la menopausia, las glándulas mamarias se atrofian progresivamente, siendo la causa principal la carencia de estrógeno y progesterona. Tanto la cantidad de leche como su composición dependen, en primer lugar, de la herencia y, en segundo lugar, de la alimentación. El factor alimentario más importante para el incremento de la cantidad de leche es el aumento de la tasa proteica en la dieta, siendo importante también la aportación de calcio y fósforo. En casos de déficit de secreción láctea, se obtienen buenos resultados con hormonas prehipofisarias, ováricas, suprarrenales o placentarias.

lactancia f. Alimentación del recién nacido mediante leche materna (**lactancia materna**) o bien mediante leche que sustituya la leche de mujer (**lactancia artifical**).

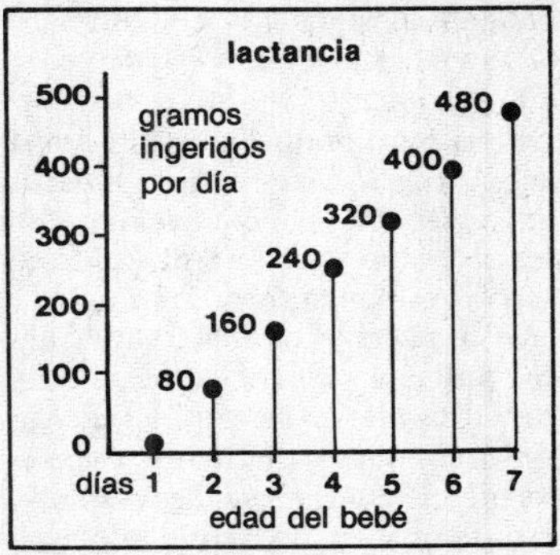

Leche ingerida por el bebé durante la 1.ª semana de ***lactancia****.*

Siempre que no esté contraindicado (hipogalactia, enfermedades de la madre, etc.), la lactancia materna es la forma ideal de alimentación para el lactante. Cuando ésta no es posible, se recurre a las leches maternizadas, de composición proteica similar a la de la leche de la mujer, que se administran en forma de biberón. También se puede emplear leche de vaca, rebajada con agua, leche de soja, etc. Lo importante es que exista una relación proporcionada entre proteínas, glúcidos y grasas (15:60:25), además de hierro, calcio, vitaminas C y D, etc. La higiene en este tipo de lactancia es de suma importancia. (V. LACTACIÓN; LACTANTE.)

lactante m. Niño alimentado fundamentalmente con leche.

En razón del rápido crecimiento que tiene lugar durante el primer año de vida, la lactancia constituye uno de los períodos más críticos del ciclo vital por lo que se refiere a la alimentación. Los criterios aplicados a la estimación de si un niño lactante está bien nutrido son: aumento progresivo de peso, incremento moderado del tejido graso subcutáneo, desarrollo de músculos firmes, buena eliminación; además, el niño sano es feliz, duerme bien y revela curiosidad por todo lo que le rodea. Las dificultades alimentarias en los lactantes se pueden resumir en: vómitos y regurgitación, cólico, diarrea y estreñimiento. Con la regurgitación sólo se pierde una escasa cantidad de alimento, mientras que con los vómitos las contracciones del estómago son lo suficientemente poderosas para vaciarlo. La regurgitación se evita haciendo eructar al lactante una o dos veces durante la mamada. El vómito se debe, si es ocasional, a la hiperdistensión del estómago por causa de exceso de alimentación, y también a la ingestión de aire; puede obedecer también a un desequilibrio de los nutrientes, en especial al exceso de grasa, que dificulta la evacuación de la víscera. Los vómitos persistentes pueden ser un síntoma de infección, obstrucción u otra afectación grave. El cólico o dolor agudo abdominal, que el niño acusa con llanto desgarrador poco después de haber sido alimentado, puede responder a una distensión resultante de la digestión de aire, al gas formado por fermentación bacteriana de comida no digerida, al exceso o defecto de alimentación, al frío, a la excitación o al cansancio; hay que conseguir hacer eructar de nuevo al niño. La diarrea puede ser un síntoma de enfermedades diversas, más o menos graves. El estreñimiento es bastante frecuente en el lactante: las heces son duras y se expelen con dificultad; el cuadro suele responder a desajustes en la dieta, en ocasiones simplemente a un defecto de agua.

lactasa f. Enzima secretada por la mucosa intestinal. (Desdobla la lactosa* en glucosa y galactosa, por lo que adquiere importancia en la digestión de la leche y productos lácteos.)

lácteo Perteneciente o relativo a la leche.

láctico, ácido Derivado del ácido propiónico (α-oxipropiónico), de fórmula CH_3—CHOH—CO_2H, que se prepara por fermentación láctica de la lactosa contenida en el suero de la leche.

El ácido láctico se encuentra, principalmente, en el jugo gástrico de los animales, en los músculos y en la leche agria. Al tener un átomo de carbono asimétrico, puede existir bajo dos formas ópticamente activas y una racémica (V. ISOMERÍA ÓPTICA). Las sales y los ésteres del ácido láctico reciben el nombre de **lactatos**. En la glucólisis* (catabolismo de la glucosa), hay tres rutas importantes que puede seguir el piruvato en su fase final, siendo una de ellas su reducción a lactato. Cuando algunos tejidos deben funcionar anaeróbicamente (sin la presencia de oxígeno libre), particularmente el músculo esquelético que se contrae vigorosamente, el piruvato formado a partir de la glucosa no puede oxidarse más por falta de oxígeno. En estas condiciones, el piruvato formado en la glucólisis se reduce a lactato. En el músculo esquelético, este proceso (glucólisis anaerobia) constituye una fuente importante de energía en forma de adenosintrifosfato* (ATP), cuando se registra una actividad física intensa. El lactato es también el producto de la glucólisis en los microorganismos anaerobios que son capaces de efectuar la fermentación a ácido láctico. La producción de este ácido a partir del azúcar por las bacterias acidolácticas provoca el agriado de la leche y el gusto suavemente ácido del chucrut. Estos microorganismos (entre ellos los lactobacilos*) reciben el nombre de fermentos lácticos, siendo algunos de ellos de gran interés para el desarrollo normal de los procesos finales de la digestión.

lactífero Que produce o conduce leche. (Como, por ejemplo, los **conductos lactíferos**.)

lactificación f. Producción de ácido láctico por las bacterias lácticas, también llamadas fermentos* lácticos.

lactífugo Que frena o inhibe la secreción de leche.

Lactobacillus Género de microorganismos no patógenos capaces de realizar la lactificación*.

lactofarináceo Dícese de los compuestos alimenticios a base de leche y harinas. (El **regimen lactofarináceo** consiste en una dieta terapéutica exclusiva de estos compuestos.)

lactoflavina f. Vitamina B_2*.

lactógeno Que favorece la producción o secreción de leche. (Sin. GALACTÓGENO.)

— **lactógena placentaria, hormona:** hormona presente en el suero de la mujer gestante a partir de la sexta semana de embarazo y que desaparece de la sangre inmediatamente después del parto. (V. LACTACIÓN.)

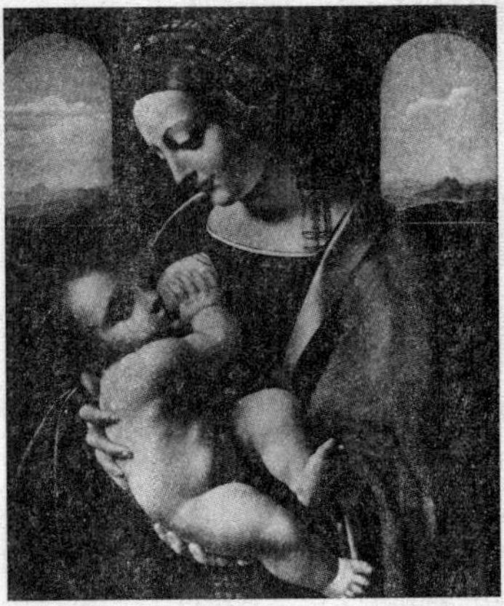

Madonna *de Leonardo; el* ***lactante*** *es un tema renacentista habitual.*

lactoglobulina f. Globulina presente en la leche.

lactogogos Fármaco o tratamiento estimulante de la secreción de leche. (Entre los fármacos se encuentran los estractos de placenta, de prehipófisis, etc.; entre los tratamientos, destaca la irradiación de las mamas con rayos ultravioletas o infrarrojos.)

lactómetro m. Aparato que mide la densidad de la leche. (Sin. GALACTÓMETRO.)

lactoplasma m. Fracción líquida de la leche. (Comprende la caseína y el lactosuero.)

lactosa f. Disacárido presente en la leche de los mamíferos, que se

puede hidrolizar por ácidos diluidos o lactasa dando glucosa y galactosa. (Sin. AZÚCAR DE LECHE.)
La síntesis de la lactosa en la glándula mamaria se lleva a cabo por el complejo enzimático lactalbúmina-galactosiltransferasa, complejo en el que la lactalbúmina desempeña el papel de subunidad modificadora de la especificidad, cuya formación está regulada por las hormonas que promueven la lactación*. Como disacárido que es, la lactosa no puede incorporarse como tal a la ruta glucolítica catabólica. Como posee un grupo carbonilo libre, potencialmente, sobre el residuo de glucosa, la lactosa es un disacárido reductor. Durante la digestión, rinde, por hidrólisis, D-galactosa y D-glucosa, por la acción enzimática de la lactasa* de las células de la mucosa intestinal. Esta enzima es muy activa en los lactantes; pero, en la edad adulta, la mayor parte de los grupos humanos no retienen esta actividad, por lo que muestran lo que se conoce por **intolerancia a la lactosa**. El fenómeno es de naturaleza genética; la lactosa, que no puede pasar a la corriente sanguínea sin experimentar primeramente la hidrólisis, permanece sin ser absorbida en el tracto intestinal de los individuos intolerantes, dando lugar a diarrea, flujo intestinal anormal y dolores abdominales. El hecho no constituye un problema serio, ya que en aquellas partes del mundo en las que la intolerancia a la lactosa es general la leche no se emplea como alimento para adultos.
lactosuria f. Presencia de lactosa en la orina. (Suele darse en los prematuros y es un síntoma principal de la enfermedad llamada **lactosuria permanente del niño**, transmitida según el modo recesivo y debida a la ausencia de actividad lactásica del jugo intestinal, lo que impide la utilización de la lactosa.)
lactoterapia f. Tratamiento a base de una dieta láctea.
lacus m. Lago.
— **lacus lacrimalis:** depresión de forma redondeada situada en el ángulo interno del párpado ocular.
— **lacus venae cavae:** dilatación de la vena cava inferior en el lugar donde desembocan las venas suprahepáticas.
ladilla f. Variedad de piojo (*Phthirius inguinalis*) que parasita al hombre.
Es un insecto de forma oval que carece de alas. Se fija normalmente sobre los pelos de la región púbica y perianal, aunque puede hacerlo también sobre los de las axilas, pecho, cejas, etc. Se extiende a través de las ropas de cama y también durante el coito. Fuera del organismo sólo sobrevive uno o dos días. La sintomatología que produce este piojo puede ser banal o bien producir un prurito intolerable que da lugar a lesiones de rascado que pueden sobreinfectarse secundariamente.
lageniforme Dícese de la estructura que tiene forma de frasco.
lagoftalmía f. Trastorno ocular en el que la hendidura del párpado permanece entreabierta.
La lagoftalmía suele ser debida a una insuficiencia del músculo orbicular de los párpados, que aparece como consecuencia de una pa-

rálisis periférica del nervio facial (VII par). También puede deberse a un acortamiento del párpado como resultado de un proceso cicatrizal importante; por ejemplo, tras una quemadura. La exploración del individuo afecto de lagoftalmía demuestra una hendidura palpebral más amplia de lo normal en el lado afectado que impide cerrar el ojo completamente. De esta manera, cuando se ocluyen los párpados la córnea se recubre sólo parcialmente, por lo que en ésta tienen lugar fenómenos de resecamiento que pueden dar lugar a defectos corneales.

lagoqueilia f. Labio* leporino.

lágrima f. Secreción acuosa procedente de la glándula lacrimal.

Esta secreción desempeña varias funciones distintas, como, por ejemplo, suministrar oxígeno atmosférico al epitelio corneal, proporcionar una superficie óptica lisa eliminando las pequeñas irregularidades de la córnea y arrastrar los residuos de la conjuntiva y la córnea. Además, esta secreción contiene sustancias antibacterianas denominadas lisozimas; por esta razón, los ojos secos por falta de lágrimas son más vulnerables a las infecciones. La lágrima contiene sales minerales, principalmente cloruro sódico, así como albúmina, diversos componentes orgánicos y lisozima, que es un fermento termoestable que inhibe el desarrollo de los núcleos de los gérmenes que se hallan en la conjuntiva.

lagrimal Referente a los órganos de secreción y excreción de las lágrimas. (Como, por ejemplo, las **glándulas* lagrimales**.)

—m. Hueso situado en el lado nasal de la órbita (unguis).

lagrimeo m. Secreción de lágrimas por parte de las glándulas* lagrimales.

La secreción lagrimal aumenta, aparte de en situaciones como el llanto psíquico, por un mecanismo reflejo que se produce cuando algún irritante actúa sobre el globo ocular. Esta condición tiene lugar por irritación de las ramas terminales del trigémino debida a la presencia de cuerpos extraños, por inflamaciones oculares, por el viento o humo, por alteraciones de la nariz, por irritación de la retina al incidir sobre ella una fuente luminosa potente, etc. También puede deberse a alguna dificultad que impida el paso de las lágrimas hacia las fosas nasales.

laguna f. Término que se emplea en anatomía para designar un compartimento situado dentro de las estructuras corporales o entre ellas.

— **lagunas de Howship:** pequeños huecos en la superficie del hueso, ocupados por osteoclastos*.

— **lagunas intervellosas** o **trofoblásticas:** espacios irregulares llenos de sangre que se encuentran en el trofoblasto del embrión.

— **lagunas uretrales:** pequeñas depresiones de la mucosa de la uretra masculina que se observan en la pared dorsal de su porción cavernosa.

laliatría f. Disciplina que se ocupa del estudio y tratamiento de los trastornos del habla.

lalopatía f. Trastorno que afecta a la producción del habla con integridad del lenguaje.

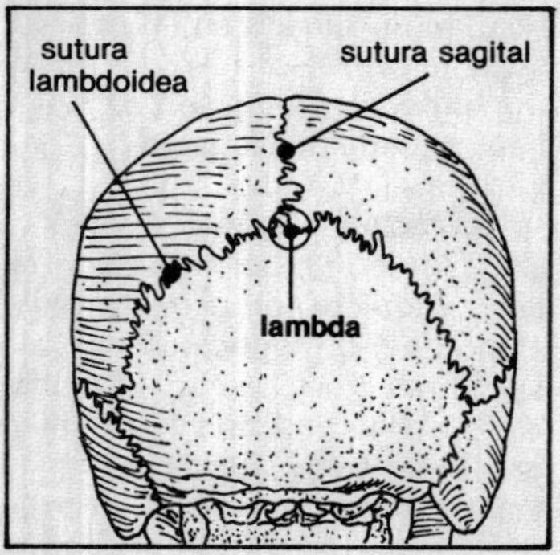

*El **punto lambda** es el de unión del hueso occipital y de los parietales.*

Dentro del término lalopatía se incluyen los defectos del habla por alteración del sistema nervioso que dirige y gobierna la emisión oral (disartrias), los defectos en la fluidez y ritmo del habla (disfemias) y los defectos producidos por una utilización viciosa de los órganos de la articulación (dislalias). La articulación defectuosa puede deberse a falta del control auditivo (dislalia audiógena). Otro tipo de lalopatía son los defectos del habla por alteraciones orgánicas de los órganos periféricos de la articulación (disglosias).

Lamarck, teoría de Teoría de la evolución propuesta por el naturalista francés Lamarck (1744-1829), que admitía como causa de la aparición de caracteres adaptativos la existencia de un impulso de perfeccionamiento, inherente a los organismos, dirigido a lograr una adaptación cada vez más perfecta al medio ambiente.

Según este autor, el medio ambiente influía sobre los individuos y producía estas adaptaciones que después eran heredadas por la descendencia. De ello resultaba que se heredaban caracteres individuales adquiridos por contacto con el entorno, con lo que el uso o falta de uso de un órgano determinaba su avance o retroceso. En la actualidad se sabe que la acción del medio es la modificación de características ya existentes; algunas de estas modificaciones sólo tienen valor de adaptación al ambiente. Sin embargo, estas modificaciones adquiridas de modo individual no son heredables. Con ello queda descartada la hipótesis lamarckiana como explicación del origen de las adaptaciones y, por consiguiente, del mecanismo evolutivo.

lambda f. Undécima letra del alfabeto griego; su símbolo es λ.
—Punto de referencia que se localiza en el punto de unión de los huesos parietales y el hueso occipital. (En él se forma una sutura que, debido a su parecido con esta letra, se conoce por **sutura lambdoidea**. En determinados individuos este punto se palpa como una depresión.)

lambliasis f. Enfermedad infecciosa producida por el protozoo *Giardia lamblia*, flagelado y parásito intestinal.
Este organismo es capaz de producir alteraciones inflamatorias en el tubo digestivo alto responsables de enteritis y malabsorción. En estado de quiste, este parásito puede sobrevivir durante largos períodos de tiempo en el agua. Su vía de entrada en el hombre es a través de la

boca. Una vez en el duodeno proximal, el parásito sale del quiste y se sitúa en la mucosa duodenal, donde ocasiona alteraciones inflamatorias. El cuadro clínico más típico es: crisis de diarrea que se repiten, dolor cólico abdominal y distensión. El diagnóstico de lambliasis puede realizarse al observar los quistes del parásito en las heces o bien en el contenido duodenal obtenido mediante una sonda. El tratamiento se realiza con metronidazol.

lámina f. Superficie plana. || Membrana.

— **lámina cribosa:** la plana del etmoides* situada horizontalmente. (Está acribillada de agujeros [agujeros olfatorios], de allí su nombre.)

— **lámina elástica anterior:** capa de la córnea.

— **lámina elástica posterior:** una de las 5 capas de la córnea; también se conoce como *membrana de Descemet*.

— **lámina fusca:** capa conjuntiva situada entre la esclerótica y la coroides.

— **lámina papirácea:** la ósea del etmoides que forma gran parte de la pared medial de la órbita.

— **lámina tectoria:** membrana que limita el tercer ventrículo por su parte superior.

— **láminas vertebrales:** aquellas que en número de dos (derecha e izquierda) forman la mayor parte de la pared posterolateral del agujero raquídeo.

laminectomía f. Eliminación parcial o total de las láminas vertebrales para tratar la presión que puede existir sobre la médula.

laminografía f. Radiografía que se obtiene moviendo el tubo de rayos X en dirección opuesta a la película durante la exposición. (De esta forma las imágenes de un plano determinado del cuerpo quedan fijas en la película, mientras que las de los otros planos se mueven, con lo cual quedan borrosas y desaparecen.) [V. TOMOGRAFÍA.]

lámpara f. Utensilio que produce luz de forma artificial.

— **lámpara de hendidura:** microscopio binocular que se utiliza en la exploración del ojo.

La lámpara de hendidura sirve para el estudio de las modificaciones de la porción anterior del ojo. Para ello emite un haz condensado que al atravesar la zona objeto de exploración la muestra en sección óptica, quedando el resto del ojo en oscuridad. Esta zona iluminada se estudia entonces con el microscopio

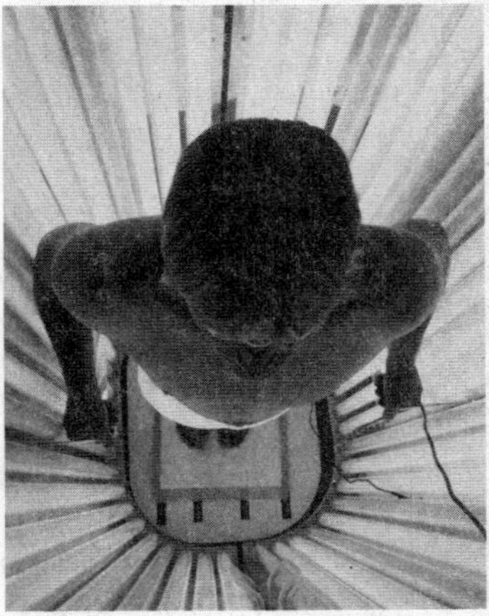

Lámparas de rayos ultravioletas *utilizadas en la terapia de la piel.*

binocular. También se utiliza la lámpara de hendidura para el examen del cuerpo vítreo y la retina, empleándose para ello un vidrio de contacto especial (lente de Goldmann).

— **lámpara infrarroja:** aquella de radiación no visible que emite ondas caloríficas.

— **lámpara ultravioleta:** aquella que produce luz dentro del espectro ultravioleta*.

En terapéutica médica, las principales lámparas ultravioleta son las **lámparas de Wood** o de «**luz negra**», que son lámparas ultravioletas normales provistas de un filtro que elimina la radiación visible acompañante. Se utilizan en oftalmología, dermatología (para tratamientos de enfermedades de la piel), exámenes medicolegales, etc.

lana f. Pelo de los animales de ganado bovino. (Este término se utiliza también al referirse a cualquier material que tiene o toma forma de hebras finas.)

— **lana de intestino:** hilo de origen natural empleado para sutura quirúrgica (catgut). [Tiene la propiedad de reabsorberse.]

lanatósido m. Glucósido obtenido de las hojas de la planta *Digitalis lanata* (V. DIGITAL). [Es de absorción fácil; es un cardiotónico que se emplea en casos en que se recomienda digital.]

lanceta f. Pequeño cuchillo puntiagudo de dos filos. (Se emplea en cirugía como uno de los instrumentos para desbridar abscesos, para abrir encías y puncionar pápulas de acné. También se utiliza para realizar pequeñas sangrías.)

lancinante Dolor que se siente como una lanzada. (Este dolor se presenta de forma típica en los individuos afectos de tabes o sífilis.)

Langenbeck, triángulo de Espacio triangular cuya base está formada por el cuello anatómico del fémur, el borde externo está constituido por la cara externa del trocánter mayor y el vértice superior lo constituye la espina iliaca anterosuperior.

landre m. Bubón.

Langerhans, islotes de Corpúsculos que se localizan en el páncreas compuestos por células alfa secretoras de la hormona glucagón y células beta secretoras de insulina. (V. ISLOTE DE LANGERHANS.)

lanolina f. Grasa animal de interés farmacológico. || Masa amarilla, untuosa, que se obtiene de la lana de la oveja.

La lanolina se emplea mezclada con el 25 o 30 % de agua, formándose así la lanolina hidratada. Constituye la base de algunas pomadas, pero en la actualidad se ha eliminado de algunas fórmulas farmacéuticas por haberse detectado individuos alérgicos a ella.

lanugo m. Vello muy fino, corto y ligeramente pigmentado, que cubre el cuerpo del feto alrededor del 5.° o 6.° mes de vida intrauterina. (Esta capa de pelo se desprende antes del nacimiento, excepto en determinadas localizaciones como son cejas, párpados y cuero cabelludo.)

laparectomía f. Escisión quirúrgica de parte de la pared abdominal. (Se realiza en casos de laxitud aumentada de la pared abdominal, con el fin de conseguir un mayor sostén de las vísceras que contiene.)

laparocele m. Tumoración de la pared abdominal que aparece encima o en íntima vecindad de una cicatriz de laparotomía; es decir, en un lugar no herniario. (V. EVENTRACIÓN.)

laparoplastia f. Intervención de cirugía plástica en la cavidad abdominal.

laparorrafia f. Sutura realizada en la pared abdominal.

laparoscopia f. Método de exploración que permite visualizar la cavidad abdominal.

Se realiza mediante un aparato, el **laparoscopio**, que se introduce en el abdomen y tiene forma tubular. Utiliza luz fría, de forma que existe un foco potente de luz fuera del abdomen que se transmite a lo largo de una varilla de cuarzo o a través de una guía flexible de fibra de vidrio. El tubo está provisto además de una óptica. Esta exploración se realiza en quirófano bajo anestesia general, y requiere la práctica de una incisión de 1,5 a 2 cm por debajo del ombligo. Asimismo, se realiza un neumoperitoneo introduciendo óxido nitroso en el abdomen con el fin de evitar una complicación de perforación de las asas intestinales. Tras ello se introduce un trocar* con una cánula y, después de asegurar su penetración en la cavidad, se retira dejando la cánula. A continuación se inicia la exploración.

laparotomía f. Incisión quirúrgica del flanco.

En la práctica, este término se emplea para designar cualquier incisión realizada en el abdomen, ya sea como primer tiempo en las intervenciones abdominales, para tener acceso a las vísceras, o como técnica de exploración (**laparotomía exploradora**) en el caso de existir dudas diagnósticas sobre un trastorno de origen desconocido.

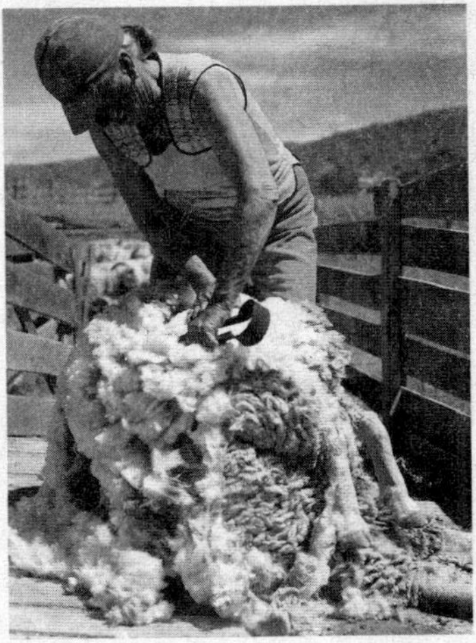

*La **lana** es el pelo de los bovinos que se utiliza para tejer.*

lapsus m. Error que se produce por olvido o bien por prestar poca atención.

En psicoanálisis se prefiere utilizar el término de acto fallido. Freud descubrió el sentido y la motivación de los actos «fallidos» de la vida cotidiana. Según este autor, estos actos tienen un significado y una causa y en el fondo puede encontrarse el inconsciente y un mecanismo relacionado con él que es la represión.

laringe m. Porción inicial superior del aparato gastropulmonar, a modo de conducto que se extiende desde el punto que se abre a la laringe (aditus laringis) hasta el borde inferior del cartílago cricoides. El límite inferior varía con la edad; en el niño se halla a nivel de la 5.ª vértebra cervical mientras que en el anciano llega hasta la 7.ª vértebra cervical.

La laringe está formada por un esqueleto cartilaginoso, los músculos extrínsecos o intrínsecos, una mucosa y los vasos y nervios. En el **esqueleto cartilaginoso** hay cartílagos pares e impares. El *cartílago tiroides* es el que se halla en la porción más superior, debajo está el *cartílago cricoides*, que tiene forma de anillo de sello y se une al cartílago tiroides por la membrana cricotiroidea en su porción anterior, mientras que en la parte posterior se articula directamente con él. Otro cartílago laríngeo es la *epiglotis*, localizada por delante del orificio superior de la laringe. Los cartílagos pares de la laringe son los *cartílagos aritenoides*. La **musculatura intrínseca** de la laringe se divide en *músculos separadores* o *respiratorios* (que abren la glotis mediante la separación de las cuerdas vocales de la línea media), *músculos aproximadores* o *fonatorios* y *músculos tensores de las cuerdas vocales*. Entre los músculos tensores de las cuerdas vocales están el tiroaritenoideo, que al contraerse reduce la longitud de las cuerdas y aumenta su tensión y el cricotiroideo. La cavidad laríngea es irregular debido a que en la parte media de sus paredes laterales, a ambos lados de la línea media, muestra dos relieves, uno superior y otro inferior. El superior lo forman los pliegues ventriculares o cuerdas vocales falsas, mientras que el relieve inferior está formado por las cuerdas vocales verdaderas. La **glotis** es el espacio comprendido entre las dos cuerdas vocales. La **mucosa** reviste la cavidad laríngea; en ella se distingue un epitelio y una lámina propia. El epitelio es cilíndrico, con pestañas vibrátiles excepto en el borde libre de las cuerdas vocales verdaderas y en la epiglotis, en la que el epitelio es pavimentoso poliestratificado. La lámina propia es una capa de tejido conjuntivo situada por debajo del epitelio. El drenaje linfático permite distinguir una zona supraglótica y una porción infraglótica. La circulación linfática de la porción supraglótica desemboca en una cadena de ganglios que acompaña a la yugular interna. La porción infraglótica desemboca en una cadena de ganglios que acompaña al nervio re-

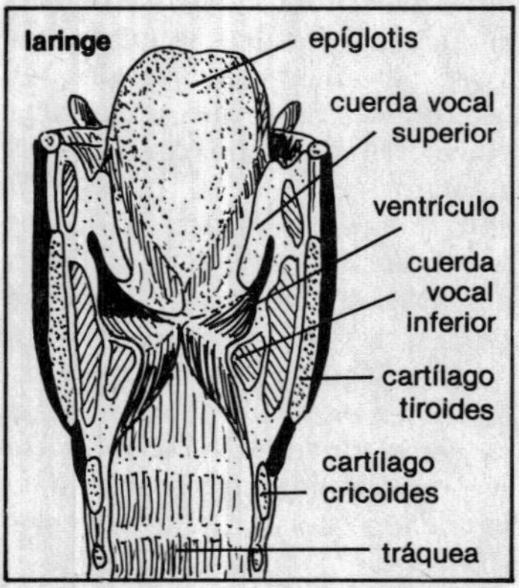

*Corte frontal de la **laringe** en el que se distinguen las cuerdas vocales.*

currente y también a la cadena yugular interna. La inervación de la laringe se realiza por los nervios laríngeos superior e inferior procedentes del vago. La laringe participa en la fonación (función principal de este órgano) y en la respiración, en la que participa protegiendo a la vía aérea baja por la acción del esfínter glótico y regulando la circulación aérea por disminución o por aumento de la abertura glótica. También participa en la deglución, ya que en ella se produce una elevación de la laringe debido a la acción de los músculos verticales. En la función fonatoria tiene una gran importancia la mucosa laríngea, pues presenta zonas donde la submucosa es muy laxa. En la fonación también tiene importancia la invervación procedente del X par o vago. También intervienen en la fonación centros de la corteza temporal en los que se elabora el lenguaje articulado. Para producir el sonido se precisa que pase una corriente aérea por la glotis, por lo que tiene importancia la espiración ya que se va a transformar en corriente activa por acción de los músculos intercostales y de la musculatura abdominal. Las diferentes tonalidades de la voz humana se deben a que el músculo vocal, situado en el espesor de las cuerdas vocales, es extraordinariamente móvil, pudiendo, con su contracción, cambiar la forma de la glotis. En la semiología laríngea existen tres signos fundamentales que son la disfonía (alteración de la voz hablada en su tono, intensidad, etc.), la disfagia (deglución difícil) y la disnea laríngea (dificultad respiratoria localizada en la laringe). La exploración de la laringe se realiza mediante la laringoscopia*, que puede ser directa o indirecta. También tiene interés la exploración radiográfica, sobre todo la tomografía y técnicas de xerografía que permiten la visualización de las partes blandas.

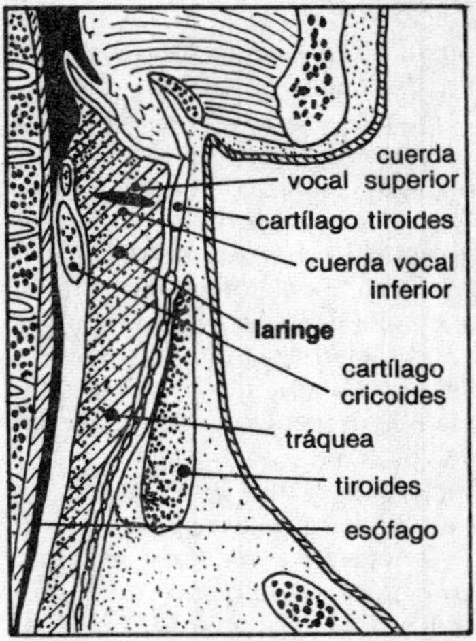

*Corte sagital de la **laringe** con sus distintas conexiones.*

laringectomía f. Extirpación de la laringe para el tratamiento de los tumores localizados en ella.
La laringectomía puede ser total o parcial. En la **laringectomía total** se extirpa toda la laringe y se aboca la tráquea a la parte anterior del cuello, de forma que el individuo tendrá que aprender a hablar de nuevo por voz* esofágica, lo que se realiza mediante la deglución de aire y su expulsión de forma fraccionada; la fonación y la respiración se

efectúan mediante un sistema supletorio. La **laringectomía parcial** puede hacerse mediante *técnicas verticales*, en las que el eje de resección sigue una línea vertical (como, por ejemplo, la cordectomía), o con *técnicas horizontales*, en las que el eje es horizontal (como, por ejemplo, la epiglotectomía y laringectomía parcial supraglótica). Junto con la laringectomía se suele realizar un tratamiento con radioterapia o la extirpacion de las cadenas ganglionares.

laringismo m. Espasmo de los músculos de la laringe.

— **laringismo estriduloso:** espasmo laríngeo, generalmente nocturno, producido como consecuencia de un desarrollo excesivo de la amígdala faríngea (adenoides o vegetaciones adenoides); también se conoce por *falso crup*. (Este fenómeno da lugar a una respiración bucal de aire seco y frío, lo que condiciona el espasmo.)

laringitis f. Inflamación de la mucosa laríngea.

La laringitis suele formar parte de un proceso en el que también se afectan otros elementos del aparato respiratorio, como la nariz, la laringe o las vías respiratorias inferiores. Puede ser aguda o crónica. La **laringitis aguda** suele deberse a infecciones mono o polimicrobianas y a reacciones alérgicas; también participan el frío, el abuso de la voz, la polución del aire, la sequedad atmosférica, etc. La alteración que aparece en la laringitis aguda es la inflamación y el edema (acumulación de líquido). El edema, según su localización, puede interrumpir o tapar parte o toda la luz laríngea y producir problemas agudos en la respiración. En el niño dominan los edemas sobre la inflamación, por lo que predomina la disnea o dificultad para respirar, mientras que en los adultos predomina la inflamación, por lo que el problema principal serán las dificultades en la fonación (disfonía). La laringitis aguda más frecuente es la *laringitis catarral aguda* que aparece formando parte del resfriado común. El cuadro clínico se reduce a sequedad y disfonía, tos seca y, en alguna ocasión, fiebre. Suele evolucionar a la curación en 2 o 3 días. También puede haber laringitis aguda en el curso de la mayor parte de enfermedades infecciosas. En las enfermedades eruptivas de la infancia (sarampión, varicela, etc.) la laringe se afecta frecuentemente. En particular, la *laringitis diftérica* o crup diftérico, enfermedad que en la actualidad reviste mucha menos importancia de la que tuvo gracias a que suele remitir con facilidad con el tratamiento antibiótico. En este cuadro se forman seudomembranas que obstruyen el vestíbulo laríngeo y las cuerdas vocales y que pueden producir asfixia. La **laringitis crónica** consiste en una inflamación crónica de la mucosa laríngea que puede deberse a múltiples etiologías. Su sintomatología suele ser únicamente la disfonía, en la que hay voz ronca, de tono grave y débil puesto que las cuerdas vocales no se juntan bien y falla su tensión y su vibración. Suele presentarse con mayor frecuencia en el sexo masculino y puede deberse a infecciones nasosinusales, ya que éstas provocan una caída constante de partículas infectadas en el vestíbulo laríngeo. También puede deberse al mal uso de la voz (por ejemplo, en profesores, trabajadores en ambientes ruidosos, etc.). El principal síntoma de la laringitis crónica es la disfonía, que en caso de producirse secreción en las cuerdas vocales será de predominio matutino; también es frecuente la tos irritativa. Las formas de laringitis crónica se dividen en dos: localizadas y difusas. La más frecuente es la *paquidermia difusa* (transformación del epitelio laríngeo en tejido seudoepidérmico), en la que existe un aumento anormal de tamaño de la cara superior de las cuerdas vocales. También existe la *paquidermia blanca*, inflamación crónica de la mucosa laríngea con formación de placas blancas y de queratina (sustancia que forma la base de la epidermis, uñas, etc.) en las cuerdas vocales, y la *laringitis granulosa*, llamada también *corditis tuberosa*, en la que la cuerda vocal presenta unas granulaciones redondeadas, congestivas e irregularmente repartidas. La terapia principal consiste en la higiene de la voz y en el tratamiento sintomático de los problemas inflamatorios que puedan existir en las vías respiratorias superiores. El tratamiento curativo consiste en inhalaciones balsámicas y administración de vitamina A. Si fracasa el tratamiento médico se puede recurrir a la microcirugía laríngea.

laringocele m. Seudotumor de laringe.

En distintos animales, los laringoceles son unos sacos aéreos, localizados a los lados de los órganos destinados a emitir sonidos, que sirven como cámara de resonancia. Estos sacos se han observado en soldados que tocan la corneta y en algunas profesiones, como, por ejemplo, entre los sopladores de vidrio. Los seudotumores se encuentran localizados a ambos lados del cuello, comunicando con la luz traqueal. Sin embargo, normalmente se trata de una malformación congénita por la que los ventrículos laríngeos presentan una prolongación hacia arriba que se encuentra cerrada. En general, los laringoceles suelen ocasionar muy pocas molestias: únicamente dificultades respiratorias y en el habla cuando son de gran tamaño. Esta formación es blanda y deprimible y con la tos suele aumentar de tamaño y tensión. Con la laringoscopia directa o indirecta se puede apreciar esta prominencia.

laringofaringe f. Parte inferior de la faringe; también se conoce por *hipofaringe**.

laringografía f. Examen radiológico de la laringofaringe. (Se realiza con la ayuda de la instilación de un aceite radioopaco en las cavidades faríngea y laríngea.)

laringoparálisis f. Parálisis de laringe; también se conoce por *laringoplejía*.

El origen o causa de la laringoparálisis puede ser múltiple. Normalmente se localiza en el núcleo ambiguo del bulbo raquídeo, donde pueden existir alteraciones vasculares o infecciosas (sífilis), o bien a nivel periférico como consecuencia de tumores, heridas o cirugía del tiroides. El tratamiento consiste en asegurar la respiración mediante la traqueotomía* o, quirúrgicamente, desplazando las cuerdas vocales hacia afuera.

laringoscopia f. Exploración específica de la laringe.
La laringoscopia se puede realizar de dos maneras, directa o indirectamente (con espejillo). En la **laringoscopia indirecta** se visualizan las estructuras situadas en la parte interior de la laringe mediante un espejillo colocado en el velo del paladar y traccionando la lengua hacia afuera. La **laringoscopia directa** consiste en la introducción de un sistema óptico y de iluminación (**laringoscopio**) en el interior de la laringe. La laringoscopia directa puede ser simple, en cuyo caso se introduce un tubo que contiene un sistema óptico que casi no tiene aumento, o directa en suspensión, cuando entre el tubo y el observador se intercala un microscopio.

laringospasmo m. Alteración de la movilidad laríngea por exceso.
Es una contracción pasajera o persistente de los músculos constrictores de la laringe que tiene como consecuencia un acceso de asfixia inmediata. Puede deberse a la alteración del arco reflejo* o acompañar a lesiones orgánicas.

laringotomía f. Término que se refiere a la incisión quirúrgica de la laringe; en épocas anteriores era sinónimo de traqueotomía.
La laringotomía puede ser: **inferior**, cuando la incisión se realiza en la membrana cricotiroidea; **media**, cuando la incisión se realiza sobre el cartílago tiroides, o **superior**, si la incisión se realiza sobre la membrana tirohioidea.

larva f. Estado juvenil en el desarrollo de algunas especies animales: anfibios, gusanos, parásitos, insectos, etc. (La larva experimenta una serie de transformaciones durante la metamorfosis hasta llegar a la forma adulta.)
— **larva migrans:** erupción cutánea producida por la migración de varias formas larvarias, tanto de insectos como de gusanos. (Esta erupción se presenta como una línea fina enrojecida [eritematosa] que se hace progresivamente más larga; en ocasiones su crecimiento es intermitente, teniendo lugar sobre todo por la noche.)
— **larva migrans visceral:** infección por ascaris de perros y gatos (*Toxocara canis*, *Toxocara cati*), que se manifiesta de forma muy variada. (Desde una eosinofilia [aumento anormal del número de leucocitos eosinófilos] importante en individuos asintomáticos hasta una afectación grave de múltiples órganos.)

larvado Enmascarado. (Se aplica a aquellas enfermedades cuyos síntomas ocultan su naturaleza.)

láser Acrónimo de «Light Amplification by Stimulated Emission of Radiation» (en español, amplificación de la luz por medio de la emisión estimulada de radiaciones).
El láser fue inventado por A. L. Schwalow y C. H. Townen en 1958. En 1978 se puso a punto el **láser diódico infrarrojo** que tiene la propiedad de manejar el rayo de luz a distancia de los tejidos, lo que supuso un gran avance para su apli-

cación en medicina. La actividad del láser se basa en el principio de que cuando una molécula o un átomo pasan de un estado de energía mayor a otro de energía inferior se emite un fotón (cuanto de energía). Las características de la luz láser que la diferencian de la producida por una fuente de luz normal son: 1) monocromaticidad (al poseer los rayos la misma longitud de onda pueden emitir luz en el campo del ultravioleta, del visible, etc.); 2) coherencia; 3) direccionalidad (los rayos mantienen la misma dirección y avanzan en línea recta), y 4) brillo (superior al de cualquier fuente). Según el medio que se emplee se puede distinguir el **láser de gas** (argón, CO_2), el **láser en estado sólido**, el **láser químico** (fluoruro de hidrógeno) y el **láser semiconductor** (diodo). Por otra parte, los láser pueden ser, según su funcionamiento, de emisión continua y de impulsos. En medicina, los rayos láser se utilizan en terapéutica (**laserterapia**) como: antiinflamatorio, cicatrizante, analgésico, sedante, antiviral, potenciador del efecto tópico de los fármacos antibióticos, etc. También se emplea para el diagnóstico médico, por ejemplo para medir la velocidad de la sangre con el método láser-doppler. En cirugía, su utilización como cicatrizante tiene múltiples aplicaciones, en especial en cirugía ocular.

latencia f. Tiempo que transcurre entre la aplicación de un estímulo, la administración de un fármaco, etc. y el comienzo de la reacción de respuesta o de los efectos. || Tiempo de incubación.

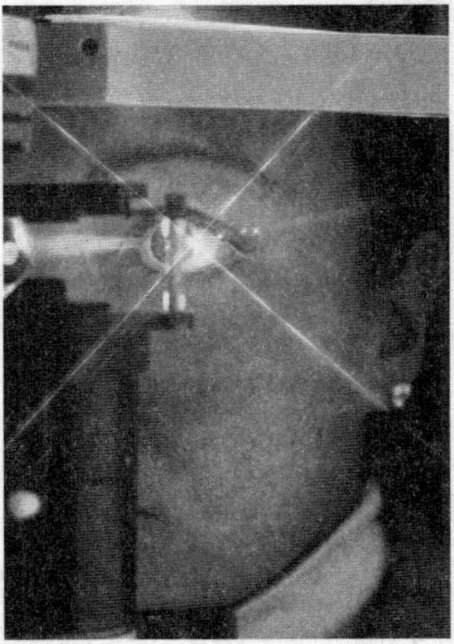

*Los rayos láser (en la imagen un **láser de argón**) se han empleado eficazmente en la cirugía ocular.*

lateropulsión f. Trastorno de la marcha en que el individuo una vez iniciada ésta y al andar de lado la prosigue de forma acelerada sin poder frenarla. (Es típica de los síndromes vestibulares unilaterales.)

lateroversión f. Versión o inclinación de un órgano. (Se aplica sobre todo al útero.)

látex m. Jugo lechoso de algunos vegetales.

Las partículas de látex se emplean para realizar pruebas inmunológicas de aglutinación*. Esta técnica se basa en la capacidad de determinados anticuerpos para aglutinar estas partículas microscópicas formando conglomerados visibles. Las pruebas de aglutinación con partículas de látex se emplean para el diagnóstico de enfermedades producidas por el hongo *Cryptococcus neoformans* (v. CRIPTOCOCOSIS). También se emplea para detectar el factor reumatoide en el diagnóstico de la artritis* reumatoide; aunque en este caso la prueba no es específica ya que también se encuentra este factor en muchas enfermedades con inflamación crónica y formación de inmunocomplejos.

latido m. Pulsación o impulso del corazón y de las arterias. (El latido cardíaco se puede observar por inspección y también apreciarse por palpación.)

— **latido en cúpula:** aquel que empuja con fuerza la pared del tórax presionada por la mano del observador. (Se detecta en las hipertrofias del ventrículo izquierdo.)

— **latido ectópico:** contracción cardíaca que se origina en una localización distinta al nódulo sinusal o senoauricular.

— **latido epigástrico:** aquel que se observa en el epigastrio (una de las zonas del abdomen, por encima del estómago e hígado). [Aparece como consecuencia de la dilatación o hipertrofia del ventrículo derecho.]

— **latido prematuro:** extrasístole*.

— **latido de la punta:** choque producido entre la punta o vértice del ventrículo izquierdo y las costillas. Se aprecia normalmente en el quinto espacio intercostal izquierdo, 1 cm por dentro de la línea medioclavicular. En condiciones patológicas, en las que la punta se desvía, por ejemplo, por hipertrofia o dilatación de las cavidades cardíacas, por causas extracardíacas como en el caso de grandes derrames pleurales, etc., el latido puede estar aumentado o disminuido en su intensidad. El aumento de la intensidad del latido se observa en individuos nerviosos, en todo tipo de palpitaciones, etc. La disminución del latido se observa en los derrames que ocurren en las proximidades del corazón, en individuos obesos y en la insuficiencia cardíaca, principalmente.

latigazo m. Dolor que se produce por rotura de fibras musculares, parecido al que produce un latigazo.

láudano m. Tintura de opio. (En medicina se utiliza durante períodos cortos en el tratamiento de la diarrea y de la tos.)

laurel m. Arbusto (*Laurus nobilis*) de flores pequeñas y frutos constituidos por bayas negras que maduran durante el verano. (De las bayas se extrae una esencia que se emplea en la preparación de medicamentos y perfumes. Se utiliza contra el cansancio, para el trata-

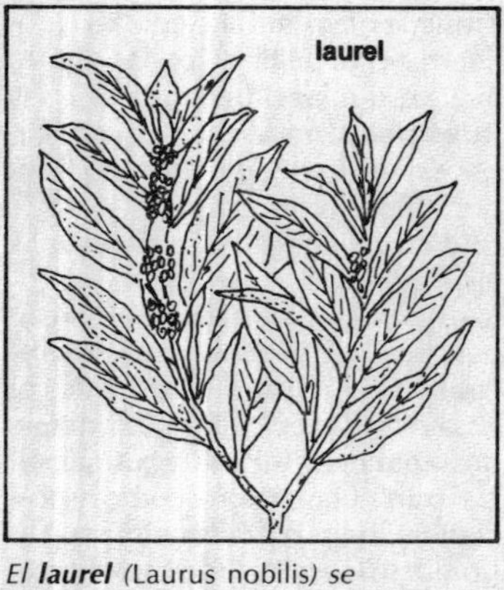

*El **laurel** (*Laurus nobilis*) se utiliza a menudo como condimento.*

miento de las digestiones difíciles, etc. y como condimento en cocina.)

lavado m. Irrigación de un órgano hueco.

— **lavado de estómago:** irrigación del estómago.

El lavado de estómago consiste en hacer pasar una cantidad de líquido por el estómago para arrastrar su contenido. Se practica en el caso de que el estómago contenga sustancias que puedan actuar de forma tóxica, para el tratamiento de algunos estados de náuseas y vómitos o para preparar el estómago antes de realizar alguna intervención sobre éste. Para llevarlo a cabo se emplea una sonda de goma, un embudo y un jarro con líquido. El líquido puede ser agua estéril, una solución salina normal, agua bicarbonatada o agua a la que se le añade alguna sustancia antitóxica. Como primer paso se introduce la sonda en el estómago, se llena el embudo de líquido y se eleva para que pase todo el contenido al estómago. Antes de terminar de pasar se hace descender el embudo a un nivel más bajo que el del estómago, para que, al hacer de sifón, vacíe su contenido. Con objeto de lograr un efecto máximo se repite esta maniobra varias veces hasta que el líquido sale completamente claro.

— **lavado intestinal:** inyección a baja presión de 2 a 5 litros de líquido estéril en fracciones de 1/2 litro, pasados durante 3 a 5 minutos, con objeto de lavar el intestino. (Todo el líquido inyectado debe volver a ser expulsado.)

lavanda f. Planta perfumada; también se conoce por *espliego**.

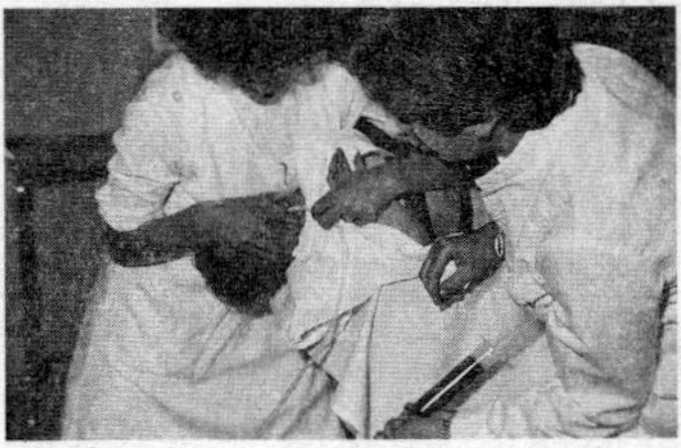

Lavado de estómago *de urgencia para eliminar su contenido tóxico.*

laxante m. Agente de administración oral que favorece la evacuación del intestino; se diferencia del purgante en que sus efectos son menores.

El efecto laxante implica la excreción de unas heces formes y blandas y puede producirse por un incremento del peristaltismo (movimiento intestinal) o simplemente por una alteración del contenido acuoso de las heces. Los laxantes están indicados como tratamiento temporal de la constipación funcional crónica cuando otras medidas resultan inadecuadas. Asimismo, se indican en pacientes afectos de enfermedades cardiovasculares, hernias y otros trastornos para mantener blandas las heces y evitar de este modo el esfuerzo y la irritación. Según su mecanismo de acción se clasifica a los laxantes en: estimulantes o irritantes, salinos, emolientes y formadores de masa. Entre los **laxantes estimulantes** o **irritantes** se encuentra el aceite de ricino, la cáscara sagrada y la fenolftaleína. En general, su acción se realiza en el intestino grueso y tardan unas 6 horas o más en aparecer sus efectos. En particular, el aceite de ricino actúa sobre el intestino delgado y actúa aumentando el peristaltismo intestinal por irritación local de la mucosa. Entre los **laxantes salinos** están las sales sódicas, las sales de magnesio y el tartrato de sodio y potasio. Su lugar de acción es la totalidad del intestino delgado y grueso. Estas sustancias provocan una retención osmótica de agua en la luz intestinal con un aumento, por consiguiente, del volumen del contenido intestinal. Actúan, por tanto, por un estímulo mecánico que incrementa el peristaltismo intestinal. Apenas producen efectos desfavorables con tal de que el riñón funcione adecuadamente, pues en caso contrario puede acumularse alguna sustancia, por ejemplo magnesio, ocasionando una depresión del sistema nervioso central. Los **laxantes formadores de masa** son, entre otros, la metilcelulosa y el plástrago. Actúan en la totalidad del intestino delgado y grueso. Su acción se debe a que estos polisacáridos naturales y semisintéticos se disuelven o se hinchan con el agua, por lo que se produce un aumento del volumen del contenido intestinal que actúa produciendo un estímulo mecánico. Este tipo de laxantes se excretan en un 100% por las heces, por lo que no tienen efectos sistémicos. El efecto suele aparecen a las 12 o 24 horas de su ingesta. Los **laxantes emolientes** son el aceite mineral y el succinato sódico. Este tipo de laxantes favorecen la defecación a base de reblandecer las heces. El aceite mineral ingerido reviste la cavidad faríngea, por lo que si se aspira al pulmón puede producir una neumonía por lípidos.

laxo Plegable, elástico.

— **laxo, tejido conectivo:** variedad de tejido conectivo*. (Tiene propiedades de flexibilidad proporcionadas por sus sustancias intercelulares. Se encuentra ampliamente distribuido por todo el cuerpo.)

lazo, prueba del Prueba de fragilidad capilar en que se explora la función del endotelio vascular; también se conoce por *prueba de Rumpel Leede*.

La prueba del lazo consiste en aplicar un lazo de goma o manguito alrededor del brazo por un espacio de 5 minutos, de forma que la presión impida el retorno venoso pero no la circulación arterial. En caso de que la resistencia vascular esté disminuida aparecen petequias (puntos hemorrágicos en la piel), lo que dará lugar a una prueba positiva. Esta prueba también es positiva en las púrpuras trombopénicas y trombocitopáticas.

L.E., prueba del Prueba de laboratorio del plasma de un individuo afecto de lupus eritematoso.

El plasma del paciente contiene un anticuerpo antileucocitario ligado a las gammaglobulinas, el **factor L.E.** (también denominado factor plasmático de Haserick), que es un anticuerpo antinuclear que ataca a los núcleos de los glóbulos blancos, cuyos restos constituyen las inclusiones características de las células de Hargraves, también llamadas **células L.E.** Estas células se encuentran en la médula ósea y en la sangre de sujetos afectos de lupus eritematoso agudo diseminado; al poner plasma de un individuo con esta enfermedad en presencia de médula ósea o de leucocitos de un individuo normal, aparecen las células L.E. o de Margraves.

lecitina f. Glicerofosfolípido derivado de la colina del ácido fosfatídico.

La lecitina tiene la propiedad de formar combinaciones más o menos estables con muchas sustancias diferentes, como proteínas, lípidos, etc., por lo que interviene en la organización y función de muchos componentes celulares macromoleculares.

leche f. Según la definición del Congreso internacional de fraudes de Ginebra (1908) es «el producto integral del ordeño total y no interrumpido de una hembra lechera sana, bien alimentada y no cansada; debe ser recogida con limpieza y no contener calostro».

La leche contiene una serie de proteínas como caseína, lactoalbúmina y lactoglobulina. La concentración de grasa en la leche depende de la raza del animal, y del período de gestación de la vaca, entre otros factores. El principal hidrato de carbono de la leche es la lactosa. Por lo que se refiere a los minerales, la leche es el alimento que contiene la concentración de calcio más alta. Las concentraciones de hierro y cobre son bajas, de forma que los animales de experimentación sometidos a dieta exclusiva con leche desarrollan una anemia nutricional. La leche es rica en vitamina A y pobre en vitamina D. La concentración de ácido ascórbico es baja. El complejo vitamínico B también está presente en escasa cantidad. La leche humana difiere en su composición de la leche de vaca en diversos aspectos, entre ellos la leche humana contiene menos proteínas y mucha más lactosa. La leche puede adulterarse con facilidad. Las adulteraciones más frecuentes son el aguado y el desnatado (separación de la grasa de la leche). Existen una serie de infecciones que pueden ser transmitidas por la leche, entre ellas pueden citarse diversas zoonosis como la brucelosis, las estreptococias, la tuberculosis bovina y también infecciones de origen humano, como la disentería bacilar, las fiebres tifoparatíficas, la poliomielitis, etc. Según el tratamiento que se aplique a las leches naturales éstas se clasifican en: leches higienizadas, leches certificadas, leches especiales (concentradas, desnatadas, fermentadas o acidificadas), enriquecidas, añadidas de aromas y/o estimulantes) y leches conservadas (es-

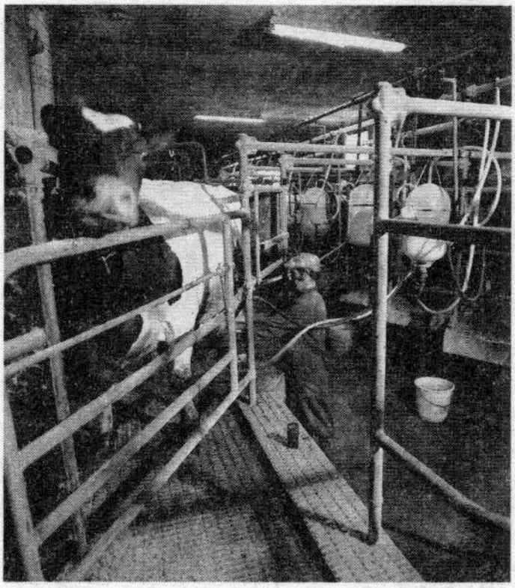

*La **leche de vaca** es un alimento cotidiano en los países desarrollados.*

terilizadas, evaporadas, condensadas y en polvo). La **leche higienizada** es la leche natural sometida a un proceso tecnológico autorizado que asegura la total destrucción de los gérmenes patógenos y la casi totalidad de la flora banal sin apenas modificar sus características biológicas y cualidades nutritivas. La **leche certificada** es la procedente de explotaciones ganaderas en las que los procesos de producción, obtención, envasado y distribución están sometidos a un riguroso control sanitario oficial que garantiza la inocuidad y el valor nutritivo del producto. **Leches especiales** son aquellas que proceden de la leche natural a las que se les ha realizado una serie de operaciones que cambian o modifican su composición característica. Entre los procedimientos para el saneamiento de la leche está la higienización, la pasteurización, la esterilización y la uperización. La **pasteurización** puede ser de dos tipos: a temperaturas relativamente bajas (62 °C) durante al menos 30 minutos o a temperaturas altas (85 °C) durante 2 a 5 minutos. La leche pasteurizada certificada posee menos de 30.000 gérmenes por cm^3. En la **esterilización** primero se somete a la leche a un proceso de homogeneización de forma que se logre una perfecta emulsión de la crema. La esterilización provoca la destrucción prácticamente total de los organismos bacterianos. Una forma de realizarse la esterilización es en autoclave y a temperaturas elevadas (*uperización*). Este proceso consiste en poner en contacto la leche con vapor saturado, con lo que alcanza una temperatura de 150 °C. Esta temperatura se mantiene durante 2 a 4 segundos, para destruir todas las bacterias y esporas. Después, el producto sufre una expansión al vacío que hace que el vapor condensado se evapore de nuevo, de forma que se enfría el producto y arrastra con ello los olores desagradables de la leche cruda. A continuación la leche es homogeneizada y enfriada con lo que puede permanece durante varios meses sin alteraciones. Otro tipo de esterilización es la *tyndalización*, en la que la leche se somete durante 3 días a 100 °C en un período de 30 minutos; sin embargo, este procedimiento resulta largo y costoso.

— **leche, intolerancia o alergia a la:** trastorno, que puede ser hereditario o bien adquirido, por intolerancia a la beta lactoglobulina o alergia a diversos componentes de la leche.

La intolerancia o alergia a la leche suele ocasionar un cuadro de diarrea que, en el caso de ser hereditaria, ya aparece, si la lactancia que sigue el niño es artificial, cuando el bebé empieza a recibir leche el primer día de vida. También produce malnutrición y deposiciones espumosas y pastosas de olor ácido. El diagnóstico se basa en la prueba terapéutica: al suprimir la lactosa de la dieta se experimenta una inmediata mejoría. Por otra parte, en el análisis de las heces se detectan cifras elevadas de ácido láctico. El tratamiento de esta afección se limita a la supresión de la lactosa de la dieta.

COMPOSICIÓN QUÍMICA DE LA LECHE
(en 100 gramos)

SUSTANCIAS	leche materna	leche de vaca	leche de cabra	leche de oveja
agua (g)	87	87	86	84
hidratos de carbono (g)	6,5	4,5	5	4
proteínas (g)	1-6	2-6	3,6-3,8	4,5-5
lípidos (g)	4	4	4	6
calorías (kcal)	62	71	71	93
vitamina A (UI)	350	130	170	—
vitamina B (B_1 y B_2) [mg]	0,1	0,2	0,13	—
vitamina C (mg)	6	1,8	1	3,6
albúmina (g)	0,3	0,4	0,9	1
ácido cítrico (mg)	150	250	—	130
caseína (g)	0,4	2,8	2,9	4,17
sodio (mg)	13	51	34	33
potasio (mg)	45	143	180	188
calcio (mg)	35	118	128	207
fósforo (mg)	20	99	103	125
otros elementos inorgánicos y componentes orgánicos	resto	resto	resto	resto

— **leche en polvo:** producto seco en forma de polvo que resulta de la deshidratación de la leche natural entera o, más frecuentemente, de la desnatada. (En la lactancia artificial la leche en polvo puede ser de diferentes tipos: entera, parcialmente modificada, acidificada y adaptada.)

— **leche condensada:** leche concentrada, homogeneizada y azucarada con un 40 % de más de sacarosa.

lechuga f. Planta herbácea (*Lactuca sativa* y otras especies) que se utiliza en la alimentación y con fines terapéuticos. (Con sus hojas se preparan infusiones y cataplasmas; se utilizan asimismo para el tratamiento de irritaciones intestinales, trastornos de la piel, etc. Goza, además, de propiedades emolientes y refrescantes.)

legaña f. Secreción de carácter sebáceo que producen las glándulas de Meibomio palpebrales.

legionario, enfermedad del Enfermedad infecciosa producida por un bacilo gramnegativo: la *Legionella pneumophila*.

La *Legionella pneumophila* se identificó como un organismo patógeno para el hombre tras una convención de la Legión Americana en 1976, en la que resultaron infectados numerosos miembros de esta organización. Dentro del género *Legionella* se han incluido en la actualidad 6 serogrupos de la bacteria original y 4 especies más. La enfermedad del legionario puede presentarse en forma de brotes epidémicos o como casos esporádicos; la infección ocurre con una mayor frecuencia durante el verano y principios de otoño. Afecta a todos los grupos de edad, aunque en mayor número a varones de edad superior a los 50 años. La epidemiología de este trastorno se relaciona con el área geográfica así como con factores predisponentes del huésped. Se han identificado una serie de factores de riesgo, como, por ejemplo, el consumo de alcohol y tabaco, el hecho de existir excavaciones cercanas al domicilio del sujeto, padecer alguna enfermedad subyacente (un trastorno cardiovascular, renal crónico, pulmonar), albergar alguna neoplasia, tener diabetes mellitus, etc. En algunas áreas donde han surgido brotes el factor común entre los enfermos de legionelosis ha sido el poseer un aparato de aire acondicionado; el único mecanismo de transmisión que se ha detectado es la inhalación de partículas contaminadas. La *Legionella pneumophila* afecta sobre todo el tracto respiratorio. Da lugar a dos síndromes diferentes: la fiebre de Pontiac y la enfermedad del legionario. El período de incubación en la enfermedad del legionario es de 2 a 10 días. El cuadro comienza de forma insidiosa con malestar general, anorexia y debilidad. Con frecuencia aparecen cefaleas (dolor de cabeza), náuseas, dolor muscular y tos seca. A los pocos días se produce una subida brusca de la fiebre. La tos se hace productiva. En un porcentaje importante de pacientes aparecen síntomas gastrointestinales (diarrea) y síntomas neurológicos (confusión y letargia). A la auscultación pulmonar se detectan estertores húmedos. La radiografía de tórax revela un infiltrado alveolar unilateral focal, que con la evolución de la enfermedad se hace bilateral. Los exámenes de laboratorio son inespecíficos. Existe un aumento moderado del número de leucocitos, un aumento de la velocidad de sedimentación globular y también de otros parámetros en sangre, como la creatinina sérica, la fosfatasa alcalina y la bilirrubina. El diagnóstico específico se realiza por métodos inmunológicos o microbiológicos. La *Legionella* también puede cultivarse en medios de cultivo con agar-agar*. El tratamiento de la enfermedad del legionario se realiza con antibióticos. La complicación más importante de esta enfermedad es la insuficiencia respiratoria, que puede acompañarse de choque (shock) e insuficiencia renal.

legra f. Instrumento quirúrgico utilizado para raspar las superficies mucosas. || En odontología, instrumento empleado en la eliminación del sarro de los dientes.

legrado m. Acción o resultado de la legra.

— **legrado en el aborto:** extracción quirúrgica de los productos de la concepción a través del cuello del útero dilatado mediante una cucharilla cortante de legrado.

— **legrado de biopsia:** obtención de material del cuello y cuerpo uterinos mediante cucharillas de legrado que en su extemidad distal tienen una zona cortante. (Se utiliza para el diagnóstico histológico de distintas enfermedades del aparato genital.)

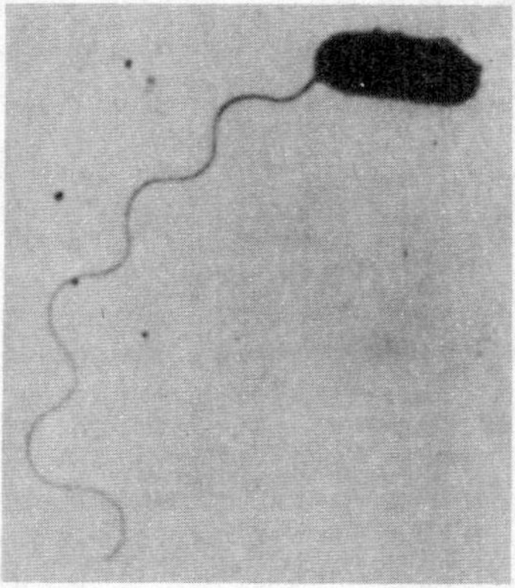

Bacilo Legionella pneumophila*, organismo patógeno responsable de la* ***enfermedad del legionario****.*

leishmaniasis f. Enfermedad infecciosa producida por un protozoo flagelado del género *Leishmania*. Existen diferentes especies pertenecientes al género *Leishmania*: *L. donovani*, *L. tropica*, y *L. braziliensis*. La *L. donovani* es el agente responsable de la leishmaniasis visceral, conocida tambien por kala-azar*. La *L. tropica* produce la leishmaniasis localizada o cutánea, y la *L. braziliensis* produce la leishmaniasis cutaneomucosa. La *Leishmania tropica* tiene forma ovoidea y un tamaño aproximado de 2 a 5 μ. En el huésped intermediario y en los cultivos adopta la forma flagelada tipo leptomona. La enfermedad que causa, la **leishmaniasis visceral**, produce una afectación importante del sistema reticuloendotelial* (SRE) y se transmite de un individuo a otro por medio de un mosquito del género *Phlebotomus*; únicamente las hembras son transmisoras. En el mosquito, después de que éste haya picado al individuo, el flagelado pasa, transcurridas unas semanas, a la forma de leptomona y, de este modo, se multiplica activamente por bipartición. Así, al aparecer una gran cantidad de *Leishmanias* en el curso de una semana se produce un tapón que obtura su tubo digestivo y que corresponde a la acumulación de leptomonas. El mosquito, al picar a un individuo sano ingiere sangre que, al encontrarse con el obstáculo que supone el tapón de leptomonas, regurgita y, de este modo, pasa a contaminar la herida de la persona picada. En el individuo, las *Leishmanias* adquieren en seguida la forma ovoidea y llegan a las células del SRE, en cuyo interior se multiplicarán por bipartición. La clínica del paciente será una progresiva afectación del estado general debida, sobre todo, a la multiplicación del protozoo en las células del bazo, del hígado y de la médula ósea. Como síntoma característico, existe un gran aumento del tamaño del bazo y del hígado y adenopatías linfáticas. En el curso de varios meses llega a un estado de caquexia que puede ocasionar la muerte del individuo. La **leishmaniasis localizada** o **cutánea** no tiene la gravedad de la anterior; en general, suele ser benigna y localizada en forma de nódulos, que aparecen en el lugar de la picadura del mosquito y que se conocen por botón* de oriente. En su evolución, estos nódulos van a dar lugar a una lesión indurada que evoluciona a una úlcera; esta lesión tiende espontáneamente a la curación dejando una cicatriz excavada. Las lesiones producidas en la **leishmaniasis cutaneomucosa** son de mayor gravedad que en la enfermedad anterior, puesto que tienen tendencia a la extensión; en los individuos afectos puede dar lugar a grandes deformaciones. Para el diagnóstico de las leishmaniasis se utiliza el método de visualización directa con tinción a partir de una punción de médula ósea. También se pueden hacer cultivos en los que se observa la forma de leptomona. La terapia de las leishmaniasis consiste en un tratamiento general con reposo, transfusión en caso de anemia grave y tratamiento específico con derivados de antimonio o anfotericina B.

lejía f. Solución acuosa de hidróxido o carbonato sódico y potásico clorados con gas activo.
Generalmente, la lejía se presenta con del 2 al 4 % de cloro activo. Cuando se ingiere de forma accidental o en un intento de suicidio, este cáustico alcalino produce lesiones extensas tras pocos segundos de contacto con la mucosa, que en caso de que sean muy importantes pueden provocar una perforación. Sobre el estómago, la lejía puede producir una gastritis corrosiva; el grado de lesión en la mucosa del estómago depende tanto de la cantidad de sustancia que se ingiere como de la concentración, así como de la presencia o no de alimentos en él. La clínica que manifiestan los individuos tras la ingesta de este cáustico es de dolor abdominal y, en ocasiones, hemorragia gástrica masiva que puede dar lugar a un choque. El tratamiento consiste en el aporte de líquidos, electrolitos o bien transfusiones de sangre, así como antiácidos y aspiración nasogástrica.

lemnisco m. Cinta de fibras sensoriales localizadas en la protuberancia y el bulbo raquídeo del tronco del encéfalo. (Se dirigen desde los núcleos olivares al tálamo, recorriendo a su paso la cara externa de los pedúnculos cerebelosos.)

— **lemnisco espinal:** fibras nerviosas que se dirigen desde la médula hasta el tálamo óptico. (Por ellas pasan las sensaciones táctiles, térmicas y dolorosas.)

— **lemnisco medial:** vía sensitiva procedente de la médula espinal y del bulbo que termina en su núcleo ventral y lateral, donde hace sinapsis, y luego por la porción posterior de la cápsula interna se dirige a la corteza del lóbulo parietal; también se conoce por *cinta de Reil media*.

— **lemnisco óptico:** tracto óptico.

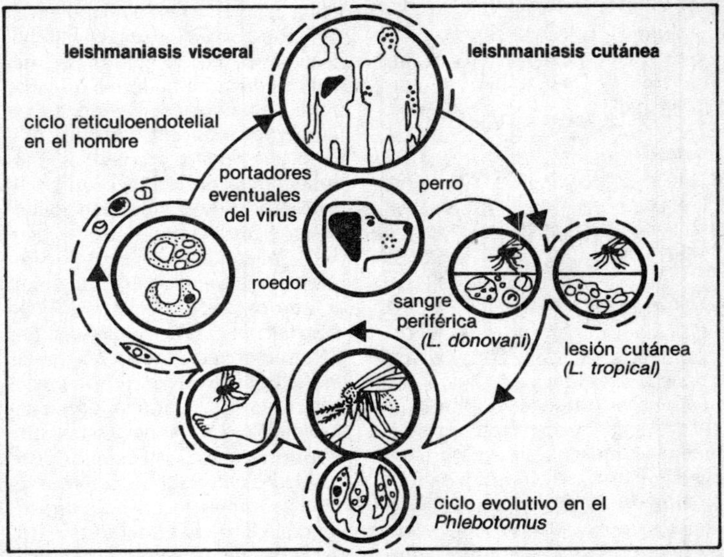

En este esquema se puede seguir el ciclo biológico de la ***leishmaniasis visceral*** *y* ***cutánea****. La picadura del mosquito phlebotomo, transmisor de la enfermedad, produce una lesión conocida por «botón de oriente».*

lemología f. Ciencia que estudia las enfermedades contagiosas y epidémicas y, en particular, la peste.

lemoparálisis f. Parálisis del istmo de las fauces.

lengua f. Órgano del gusto formado por un esqueleto osteofibroso, músculos y un revestimiento mucoso: la mucosa lingual.

La lengua se encuentra en la cavidad bucal, tiene forma de cono alargado y fuertemente aplanado de arriba abajo. En ella se distinguen dos porciones: una anterior o bucal, dispuesta horizontalmente, y otra posterior o faríngea, de disposición vertical. La cara superior de la lengua se relaciona por delante con la bóveda palatina y por detrás con la cavidad de la faringe: en su línea media tiene un surco longitudinal y en la parte posterior tiene tres repliegues (repliegues glosoepiglóticos), uno medio y dos laterales que la unen a la epiglotis. La cara inferior se halla por encima del suelo de la boca y se une a él a través de un repliegue medio conocido por frenillo de la lengua. El **esqueleto osteofibroso** está formado por el hioides, dos láminas fibrosas que son la membrana glosohioidea y el septum o tabique medio. La lengua posee 17 músculos, todos ellos pares a excepción del músculo lingual superior que es impar y

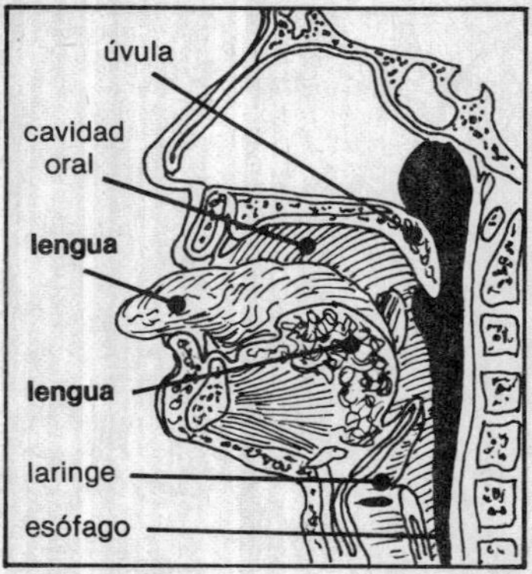

*La **lengua** tiene una parte anterior horizontal y una posterior vertical.*

medio. La **musculatura** comprende el geniogloso, estilogloso, hiogloso, palatogloso, faringogloso, amigdalogloso, lingual superior, lingual inferior y transverso. La **mucosa lingual** reviste la lengua en su totalidad excepto en su base, alrededor de la cual se la ve reflejarse para continuar con las mucosas de la vecindad (mucosa del velo del paladar, de las encías, etc.). En la cara dorsal de la lengua la mucosa es muy espesa, de color rosado después de las comidas y blanco amarillento después de una abstinencia de algunas horas. Las **papilas** de la lengua que intervienen en el sentido del gusto se dividen según su forma en cinco grupos: 1) papilas caliciformes, que son las más voluminosas; 2) papilas fungiformes; 3) papilas filiformes; 4) papilas foliadas, y 5) papilas hemisféricas. Las numerosas papilas ocupan una situación determinada en la superficie de la lengua y así las papilas calicitormes se hallan situadas en la cara dorsal de la lengua, en la V lingual. Las papilas fungiformes se hallan diseminadas de forma irregular por la cara dorsal de la lengua y las papilas foliadas se sitúan en la parte posterior de los bordes. Las **glándulas anexas** a la mucosa lingual son de dos tipos: glándulas foliculares y glándulas mucosas. Las glándulas foliculares se hallan por detrás de la V lingual (punto de unión de los dos tercios posteriores de la lengua con el tercio anterior). Las glándulas mucosas están dispuestas en 3 grupos: existe un grupo posterior, un grupo lateral y un grupo anteroinferior o grupo de la punta que constituye, en la cara inferior de la lengua y a cada lado de la línea media, la glándula de Blaudin o glándula de Nühn. Las arterias que irrigan la lengua provienen principalmente de la arteria lingual, rama de la carótida externa. Las venas se dirigen a un tronco común, la vena lingual que desemboca en la yugular interna. Los vasos linfáticos de la lengua forman debajo de la mucosa una red subpapilar. La inervación de la lengua se divide en motora y sensitiva. Los nervios motores proceden del nervio facial y del nervio hipogloso (XII par craneal). Los nervios sensitivos destinados a la mucosa lingual tienen tres orígenes: en los dos tercios anteriores de la lengua se inervan por el nervio lingual; el nervio glosofaríngeo se distribuye por las papilas caliciformes y por la mucosa situada detrás de la V lingual, y el nervio laríngeo superior envía algunos filetes nerviosos a la mucosa lingual más próxima a la epiglotis. La lengua puede ser asiento de múltiples afecciones, entre ellas tienen importancia las infecciones (glositis*) y los tumores. En particular, el cáncer lingual es una neoplasia maligna de la cavidad bucal, a la que predisponen una serie de serie de factores, como lesiones leucoplásicas, el tabaco, agresiones térmicas. (Para las distintas zonas de la lengua, donde se distinguen los distintos sabores, v. GUSTO).

— **lengua geográfica:** descamación crónica migratoria del epitelio del dorso y de los lados de la lengua. (Se forman una o varias placas, que en ocasiones hacen dibujos circulares parecidos a un mapa, lo que le ha valido esta denominación.)

— **lengua negra pilosa:** neoformación negropardusca de las papilas filiformes de la lengua.

lenguaje m. Sistema de signos susceptibles de servir a la comunicación entre los individuos.

A través de su estilo y síntaxis, el lenguaje representa el mejor modo de expresión del estado de ánimo y de juicio de un individuo. Existen una serie de trastornos que afectan al lenguaje: alteraciones gramaticales y sintácticas que se estudian con el uso que hace el paciente del lenguaje articulado; aspectos expresivos que se subdividen en trastornos de la fonación y del habla, y la incomprensibilidad del lenguaje que se refiere a que el paciente da un significado distinto al que da el resto de la gente. Entre los trastornos de la fonación se encuentran las disfasias, disfonías, disartrias, tartamudez y logoclonías.

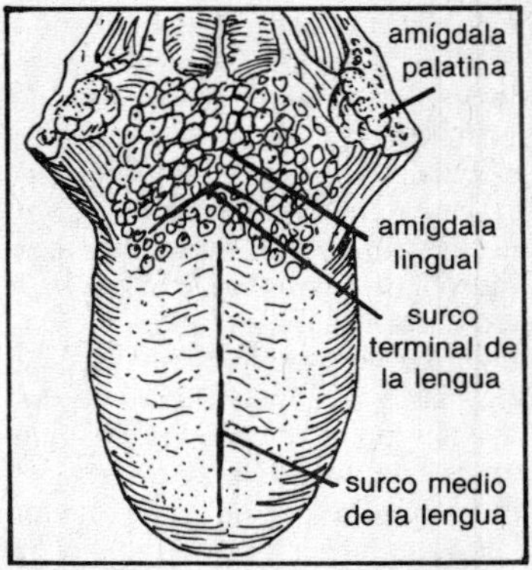

*Amígdalas y surcos localizados en la cara superior de la **lengua**.*

lente m. Medio refringente transparente, por lo común de cristal, en el que una o ambas superficies son curvas (pueden ser esféricas o cilíndricas).

— **lentes de contacto:** aquellas que descansan sobre la superficie de la córnea y corrigen de este modo el grado de ametropía (miopía, hipermetropía o astigmatismo) existente.

Las lentes de contacto actúan por sustitución de la superficie corneal por una de las caras de la lente, calculada para corregir el grado de miopía o hipermetropía existente. Las **lentes duras** están compuestas de polimetilmetacrilato (PMMA) y pueden ser moldeadas o fenestradas (con una o más hendiduras o aberturas). Son relativamente rígidas, duraderas, fáciles de limpiar y se pueden conservar en seco o en líquido. Deben proporcionar una corrección satisfactoriamente exacta y permitir el intercambio suficiente de lágrimas entre la lente y la córnea. Las lentes duras son de dos tipos: *lentes esclerales* (hápticas), que sobrepasan la córnea y descansan sobre la esclerótica, y *lentes corneales*, que tienen un diámetro menor que la córnea. Las **lentes blandas** (hidrófilas) se fabrican con un plástico base, el hidroximetilmetacrilato (HEMA). Su grado de hidratación varía entre el 25 y el 85 % y se debe a la propiedad característica que posee este tipo de lente de retener un gran volumen de agua manteniendo su forma. Las lentes blandas se superponen al limbo esclerocorneal y son relativamente cómodas y fáciles de adaptar. Uno de sus inconvenientes es que se dañan con facilidad y tienen un período de vida más corto que el de la lente dura. Recientemente se han diseñado unas **lentes semiflexibles** permeables a los gases. Éstas están fabricadas con butirato acetato de celulosas (CAB), silicona y otros materiales. Estos materiales poseen diversos grados de permeabilidad al oxígeno e interfieren menos en el metabolismo del epitelio corneal.

lentícula f. Núcleo* lenticular.

lenticular Perteneciente o relativo a una lente. || Perteneciente o relativo al cristalino. || Perteneciente o relativo al núcleo* lenticular.

lentigo m. Mancha plana redondeada de algunos milímetros de diámetro de color negro o pardo claro. (Consiste en un simple aumento del número de melanocitos, fácil de distinguir de las efélides o pecas.)

— **lentigo maligno:** aquel en el que el proceso de aumento de la pigmentación no se estaciona sino que se observa una proliferación maligna de las células que producen el pigmento melánico. (Para su diagnóstico se requiere el estudio microscópico de la lesión. El tratamiento consiste en la escisión quirúrgica.)

lentigomelanosis f. Lesión maligna de la piel de la cara que aparece sobre un lentigo.

lentillas f. Término que se refiere a las lentes* de contacto.

leontiasis f. Facies leonina de la lepra.

El aspecto de facies leonina se debe a la existencia de lepromas, lesiones que se presentan en la forma tuberosa de la lepra a modo de infiltraciones duras y abultadas que, por dar lugar a una rigidez como de máscara, recuerdan la facies del león (*facies leonina*), con un engrosamiento característico de la nariz del enfermo.

— **leontiasis ósea:** enfermedad hipertrófica crónica de los huesos del cráneo. (Puede afectar a todos los huesos de éste o limitarse a los huesos de la mandíbula inferior. Como consecuencia de esta deformidad se desvía el globo ocular de su posición normal sin que aparezcan síntomas visuales.)

lepídico, tejido Tejido de la membrana de cubierta en el que no existe un armazón o estroma definido entre las células.

lepidoma m. Tumor que deriva del tejido lepídico, endotelioma o mesotelioma.

lepidosis f. Término que hace referencia a cualquier erupción escamosa.

leporino Dícese del labio* hendido semejante al de la liebre.

lepra f. Enfermedad crónica granulomatosa producida por el *Mycobacterium leprae*; también se conoce por *enfermedad de Hansen*. La lepra se caracteriza por producir lesiones cutáneas y nerviosas. Se tienen referencias de la lepra ya en la antigüedad; en la Biblia es la enfermedad de Lázaro. Durante las Cruzadas se extendió en forma de graves epidemias por toda Europa. En la actualidad, en el mundo occidental ya no se considera la lepra como una amenaza grave. La higiene moderna y los mejores métodos de tratamiento han reducido de forma extraordinaria el número de leprosos, aunque en algunas zonas se registra anualmente un número considerable de casos. En general, puede afirmarse que cuanto más desarrollada es una región y más alto el nivel de vida de sus habitantes menor es la importancia que tiene la lepra como problema de salud pública. Sin embargo, en algunos lugares, como, por ejemplo, en el Extremo Oriente, continúa siendo una plaga. El aspecto clínico de la lepra es muy amplio y refleja variaciones en la eficacia de la inmunidad celular. Existen dos formas polares, la **lepra lepromatosa**, que se presenta en huéspedes muy débiles, y la **lepra tuberculoide**. Entre estos dos tipos existen unas formas intermedias o indeterminadas. El *Mycobacterium leprae* tiene forma de bastoncillo y es un parásito intracelular obligado (que no puede vivir separado del huésped). Puede encontrarse aislado, pero en general forma conglomerados. La lepra es endémica en la mayoría de los países tropicales del mundo. El microorganismo penetra a través de la piel o de la mucosa respiratoria y se disemina por la sangre. Después de un período de latencia de 3 a 5 años, aparecen las primeras lesiones consistentes en focos de microbacterias localizados en las células de Schwann de los pequeños nervios cutáneos (V. AXÓN; NEURONA). Según el estado de la inmunidad celular del huésped, el germen se definirá hacia una de sus formas polares o a la lepra intermedia. Una vez manifiesta, las lesiones de la lepra tuberculoide y las de la lepra lepromatosa son muy distintas. En la lepra tuberculoide se ven lesiones cutáneas, que nunca se extienden, consistentes en la aparición de manchas rojas que en ocasiones se van a despigmentar en su parte central; al mismo tiempo se produce una disminución de la sensibilidad al calor y al dolor. En las

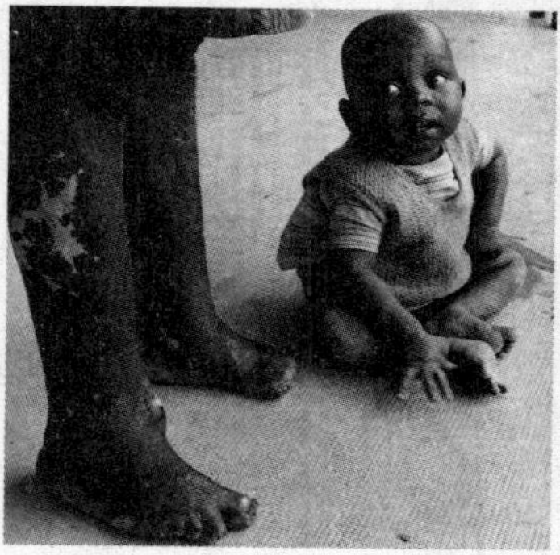

*En la **lepra lepromatosa** las lesiones cutáneas son graves.*

lesiones no suelen observarse los bacilos de Hansen. La lepra lepromatosa consiste en una infiltración difusa del tejido cutáneo. Lo más característico de esta forma de lepra es la aparición de nódulos de tejido de granulación, que constituyen tumoraciones conocidas por **lepromas**. En ocasiones, se ulceran o se afecta el tronco nervioso dando lugar a zonas anestésicas. En estas lesiones se observan siempre bacilos de Hansen agrupados de forma característica constituyendo paquetes. En la lepra lepromatosa se pueden afectar algunas mucosas, concretamente las mucosas nasales bucofaríngeas. El diagnóstico de la lepra es fundamentalmente clínico, aunque puede ayudar también la visualización de los bacilos ácido-alcohol resistentes y, sobre todo, sus agrupaciones características en el interior de las células. Existe una prueba de valor pronóstico, la *prueba de la lepromina*, que en caso de que el individuo tenga un sistema inmunitario normal producirá una hipersensibilidad de tipo retardado. La determinación de esta hipersensibilidad nos permitirá valorar el estado inmunitario del sujeto y, por tanto, diagnosticar o pronosticar si la lepra va a evolucionar como lepra tuberculoide o bien como lepra lepromatosa. Esta prueba se realiza inoculando por vía intradérmica un extracto de bacilos destruidos por el calor y obtenidos del leproma del ratón. La reacción se manifiesta con la aparición de una zona eritematosa indurada, que comienza a valorarse a partir de 1 cm de diámetro, a las 48 horas (reacción nodular de Fernández). Si estamos ante una lepra benigna, el individuo con un correcto estado inmunitario habrá sido capaz de desarrollar este estado de hipersensibilidad, por lo que va a dar una reacción positiva. En la lepra lepromatosa la prueba es negativa; tras 3 o 4 semanas existe una reacción papular. En el caso de una lepra indeterminada, la prueba de la lepromina servirá para pronosticar la evolución de la enfermedad. El tratamiento de la lepra debe ser muy prolongado —suele durar varios años—, y es a base de sulfonas. El contagio se produce a partir de los enfermos de lepra lepromatosa, que eliminan los bacilos a través de la piel y por las lesiones nasales.

leprechaunismo m. Síndrome hereditario, infrecuente.
El leprechaunismo engloba una serie de rasgos faciales característicos, descritos como facies de gnomo (ojos pequeños, nariz ancha, orejas grandes, labios gruesos), y las personas afectas muestran un retraso del desarrollo intrauterino, déficit de reservas de grasa subcutánea, intolerancia a la glucosa y otros trastornos.

leprología f. Estudio de la lepra y de sus efectos.

leprosería f. Asilo u hospital para albergar y tratar a los individuos afectos de lepra. (En la actualidad, ya no se da al aislamiento la importancia que tenía en el pasado.)

leprosis f. Lepra.

leptimenia f. Delgadez de las membranas.

leptismo m. Consunción, extenuación.

leptocito m. Eritrocito o glóbulo rojo que se observa en los individuos afectos de talasanemia (anemia* hemolítica hereditaria). [Se caracteriza por tener una periferia coloreada por hemoglobina, que rodea a un área clara centrada por pigmento, a modo de «ojo de buey».]

leptofonía f. Debilidad o insuficiencia de la voz.

leptomeninge f. Membrana delgada que cubre el cerebro y la médula espinal.

La leptomeninge está formada por el conjunto de la piamadre y la aracnoides, que son meninges o membranas espinales que rodean y sostienen la médula espinal. La aracnoides y la piamadre se desarrollan como una sola capa en el embrión y más adelante se separan, aunque persisten numerosas conexiones.

leptomeningitis f. Inflamación de la piamadre y aracnoides del cerebro o de la médula espinal. (Puede ser aguda, basilar [afecta a las meninges de la base del cráneo], crónica, epidémica, tuberculosa, purulenta, etc.)

leptosómico m. Término que utilizó Kretschmer en una clasificación de los tipos constitucionales en la que estableció cuatro grupos.

Los rasgos del invididuo leptosómico son: cabeza alargada en sentido anteroposterior, cuello delgado y largo y tórax alargado y estrecho. A menudo muestra una ligera cifosis dorsal. En general, su musculatura está poco desarrollada y es hipotónica. Las extremidades superiores e inferiores son largas. Acostumbran a ser individuos inquietos y suelen estar predispuestos a las ptosis viscerales, digestión difícil y anemia, entre otros trastornos.

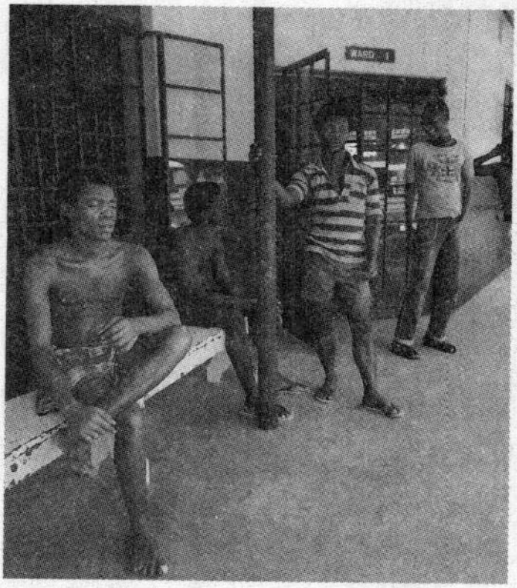

__Leprosería__ en África. La lepra es endémica en algunos países.

leptospirosis f. Enfermedad infecciosa producida por espiroquetas del género *Leptospira*.

Existen dos especies, la *Leptospira biflexa* y la *Leptospira interrogans*, que son gérmenes filiformes. La leptospirosis tiene una distribución mundial, pero es más frecuente en las zonas tropicales. El reservorio de las leptospirosis son los animales domésticos y salvajes. El animal, una vez adquirida la afección, pasa a ser un portador renal de estos microorganismos. La infección humana se suele producir por contacto directo o indirecto con la orina infecciosa de los animales leptospiróticos. En determinadas profesiones suele verse también la afectación por contacto directo con animales domésticos. El contacto indirecto puede tener lugar a través de agua o tierra contaminada. La mayoría de las veces se presentan casos esporádicos, aunque también afecta a determinados grupos profesionales (cultivadores de arroz o de caña de azucar) o constituye epidemias. La leptospira penetra en el organismo a través de la superficie cutánea o de las mucosas. Tras un período de incubación de 2 a 20 días, comienza la enfermedad de forma brusca. La sintomatología inicial es inespecífica (fiebre, dolor de cabeza, escalofríos, náuseas, vómitos). La leptospirosis humana puede manifestarse de dos formas clínicas distintas: la **leptospirosis ictérica** o **icterohemorrágica** (síndrome de Weil) y la **leptospirosis anictérica**. La forma anictérica es menos grave y produce trastornos renales y hepáticos limitados. En la leptospirosis ictérica, las alteraciones hepáticas y renales son graves. Tanto una forma como la otra pueden seguir un curso bifásico. A la primera fase, o septicemia, que dura unos siete días, le sigue un período afebril de 2 a 3 días. Después, sigue otra fase febril o fase inmune que se debe a la aparición de anticuerpos. A veces aparecen de forma combinada la afectación hepática, la renal y la del sistema nervioso central (SNC). La afectación del SNC se manifiesta casi siempre como una meningitis aséptica, mientras que la renal se presenta sobre todo como resultado del daño tubular. Otras manifestaciones pueden ser mialgias o dolor muscular, erupciones cutáneas y hemorragia gastrointestinal. El diagnóstico de leptospirosis se establece mediante cultivo de muestras de sangre o líquido cefalorraquídeo durante las dos primeras semanas. Tras dos semanas, los urocultivos suelen ser positivos. En general la comprobación de la infección se basa en pruebas serológicas como la de microaglutinación. El tratamiento se realiza con antibioterapia.

leptotriquia f. Pelo fino y delgado.

Lermoyez, enfermedad de Forma clínica de sordera y vértigo similar a la hidropesía del laberinto. Se presenta como una sordera brusca y vértigo, con retorno inmediato a la audición anterior: «el vértigo que hace oír». Su origen está en la alteración de los mecanismos que regulan la tensión de los líquidos laberínticos. El resultado de ello es una alteración en la nutrición de las células sensoriales del órgano de Corti y del equilibrio y una modificación de la tensión de los líquidos que los bañan. El tratamiento es médico y quirúrgico. El primero consiste en la administración de diuréticos y vasodilatadores, entre otros fármacos.

lesbianismo m. Homosexualidad femenina.
Consiste en el establecimiento de relaciones eróticas y afectivas entre mujeres adultas, es decir, la elección del objeto sexual entre personas del mismo sexo. La homosexualidad femenina es mejor tolerada por la sociedad y por la propia mujer que la masculina. Las hipótesis conductistas y psicoanalíticas indican que las tendencias lesbianas se adquieren durante la maduración

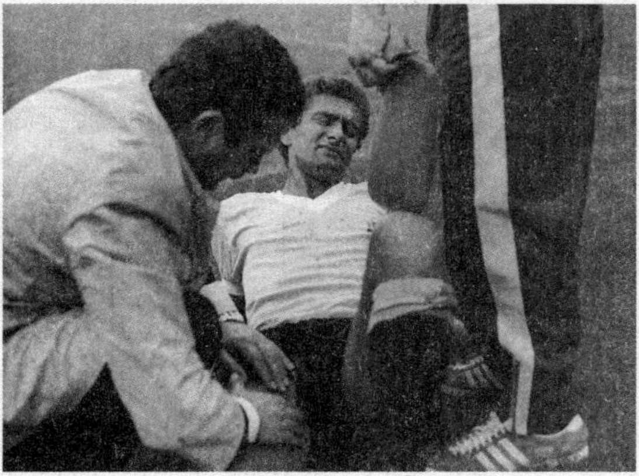

*La **lesión**, cuya consecuencia es una alteración en el funcionamiento de una estructura u órgano, es común en la práctica deportiva.*

sexual. El lesbianismo implica el intercambio del placer orgásmico por clitorización manual o bucal unilateral o simultánea o por fricción clitórica recíproca con los muslos entrecruzados (fricarelle o tribadismo).

lesión m. Alteración de las características anatómicas e histológicas de un tejido o de un órgano con el consiguiente trastorno funcional.

— **lesión, corriente de:** lesión del músculo cardíaco por la que parte del mismo permanece total o parcialmente despolarizado todo el tiempo. (Por esta causa, pasa corriente entre las zonas patológicamente despolarizadas y las zonas normales polarizadas.)

— **lesión por efecto explosivo:** cuadros de contusión que se producen por efecto de una explosión; también se conoce por «*blast injury*». (Los efectos son diferentes en el aire y en el agua.)

— **lesión del feto y del recién nacido:** aquellas producidas en el nacimiento. En el curso del parto pueden producirse varios tipos de lesión. 1) *Hemorragia intracraneal*: estiramiento y desgarro de la tienda del cerebelo por deformaciones de la cabeza fetal a su paso por el canal del parto. La hemorragia intracraneal puede ser ventricular, subaracnoidea, subependimaria, hematomas subdurales, etc. Los síntomas y signos son variables y consisten en apatía, debilidad del llanto, vómitos y convulsiones. 2) *Cefalohematoma*, hemorragia subperióstica que suele producirse en el hueso parietal por lesión durante el parto. 3) *Parálisis del plexo braquial*, lesión por distensión o desgarro de las raíces superiores del plexo braquial al ser sometidas a una tensión extrema en el curso de un parto difícil. Y 4) *fracturas óseas*, que se producen en la extracción de los hombros durante el parto en las presentaciones de nalgas, y que suele afectar a la clavícula y al húmero.

— **lesión por el frío:** congelación*.

letal Mortal, que puede matar.

letalidad f. Índice que se utiliza en epidemiología para referirse al número de muertes producidas por determinada enfermedad en relación con el número de individuos afectos de dicha enfermedad. || En genética, muerte debida a factores extrínsecos que influyen sobre el producto de la concepción y lo hacen incompatible con la vida.

letargia o **letargo** f. o m. Estado de disminución de la conciencia; también se conoce por *obnubilación*. (Corresponde al estado más leve de entre los trastornos de la conciencia. El individuo en situación de letargo no está en conexión con el mundo exterior, pero ante un estímulo responde al medio ambiente.) [V. HIPERSOMNIA.]

leucemia f. Cuadro anatomoclínico caracterizado por la proliferación desordenada de leucocitos anormales e inmaduros. (V. HEMATOPOYESIS; LEUCOCITO.)

En la leucemia, la proliferación de leucocitos anormales puede tener un carácter agudo o crónico. Para poder clasificar las leucemias se atiende a dos variables fundamentales: 1) madurez de los elementos que proliferan; en el caso de las leucemias agudas lo que proliferan son elementos jóvenes indiferenciados, mientras que en las leucemias crónicas proliferan elementos más maduros, y 2) rapidez de la evolución del cuadro clínico, que en las leucemias agudas se caracteriza por ser fatal en un período de tres meses o menos si no se aplica con rapidez el tratamiento adecuado, mientras que en las leucemias crónicas la evolución es más larga. Las **leucemias agudas** se pueden clasificar según el elemento que prolifera en: *leucemias agudas linfoblásticas*, que se caracterizan porque la estirpe de células que prolifera es linfoide, y *leucemias agudas no linfoblásticas* en las que proliferan elementos de la serie mieloide. Otras clasificaciones posibles de las leucemias atienden a distintos factores o criterios: a) criterio morfológico o citológico, que es el que se sigue al observar al microscopio la sangre periférica o bien la médula ósea de los pacientes leucémicos; b) criterio citoquímico, que consiste en valorar la dotación enzimática de las células atípicas, y c) criterio funcional, que distingue las leucemias que se producen por proliferación de elementos de la serie T, B, o no B no T (linfocitos nulos). En la clínica, el criterio que se aplica con mayor frecuencia para clasificar las leucemias es el del aspecto morfológico. La clasificación actualmente en vigor es la de la FAB, o clasificación cooperativa Franco-Americano-Británica, que subdivide las **leucemias linfoblásticas** en tres grupos (L1 a L3) basándose en el tamaño celular, la forma del núcleo, el patrón de cromatina nuclear, etc. L1 es la *leucemia linfocítica homogénea*; L2 es la *leucemia linfocítica heterogénea* y L3 es el *tipo Burkitt*. La **leucemia mieloide aguda**, en la que proliferan elementos de la serie mieloide, se clasifica según la FAB en seis tipos (M1 a M6). En este tipo de leucemias los elementos tienen un gran citoplasma en el que pueden existir inclusiones; una inclusión carac-

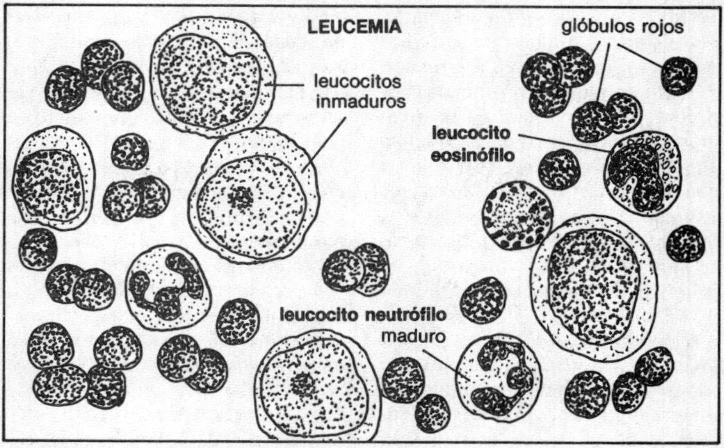

*En las **leucemias mieloides agudas** proliferan células jóvenes de la serie mieloide (leucocitos inmaduros) con un gran citoplasma. Los eritrocitos o glóbulos rojos se ven desplazados, por lo que aparece una anemia.*

terística de estas leucemias son los corpúsculos o bastones de Auer. La incidencia de las leucemias suele ser más elevada en países con un nivel socioeconómico alto, aunque no se sabe si esta afirmación es errónea y se debe a que se diagnostican con mayor frecuencia. En la etiología de las leucemias se suponen una serie de factores predisponentes: las radiaciones ionizantes, agentes químicos como el benzol, fármacos como el cloranfenicol y la fenilbutazona (que se sabe que producen una depresión de la médula ósea), fármacos citotóxicos, factores hereditarios, virus, etc. Las manifestaciones clínicas de la leucemia se pueden dividir en dos: las dependientes del fracaso medular y las que dependen de la invasión de otros órganos. Las que dependen del fracaso medular se deben a que la proliferación de elementos atípicos en la médula ósea implica el desplazamiento de los demás integrantes de la médula hematopoyética (formadora de los elementos de la sangre), por lo que se producirán hemorragias, infecciones y anemia. Las infecciones casi siempre son por disminución del número de leucocitos neutrófilos (neutropenia). La anemia es una manifestación constante, y se debe al desplazamiento de los elementos de la serie eritroide (glóbulos rojos) por parte de las células anormales. La clínica que surge por invasión de los órganos es el aumento del tamaño del bazo y las adenopatías (enfermedades de los ganglios linfáticos); en algunas leucemias aparecen cloromas* (tumores leucémicos producidos por infiltración de partes blandas), una infiltración del sistema nervioso, que da lugar a meningitis leucémica, o del pulmón, que puede ser origen de infecciones, etc. El diagnóstico de la leucemia se realiza por sospecha clínica y por datos de laboratorio. El laboratorio revela una anemia y neutropenia (deficencia anormal de células neutrófilas en la sangre). En la sangre periférica se observa un aumento muy importante del número de leucocitos así como elementos atípicos, inmaduros jóvenes y algunos elementos maduros. En el estudio de la médula ósea (mielograma) encontramos un número de blastos o de elementos atípicos superior al 50 %. Se aprecian alteraciones cromosómicas de los elementos celulares, como son trisomías, delecciones y translocaciones. Otros datos de laboratorio son un exceso de ácido úrico en la sangre y en ocasiones un aumento de enzimas específicas. En el tratamiento se emplean medicamentos que inducen a la remisión, como la prednisona y la vincristina, así como fármacos que mantienen la remisión, como el metotrexate o la 6 mercaptopurina. Las **leucemias crónicas** son padecimientos hematológicos malignos en los que la célula leucémica predominante está bien diferenciada en un principio. Se dividen en dos tipos: leucemia granulocítica y linfocítica. La *leucemia granulocítica crónica* tiene dos etapas en su evolución natural: la crónica y la blástica. En la fase crónica existe sobreproducción y acumulación de células granulocíticas de madurez intermedia. La fase blástica representa una evolución del proceso leucémico en que se pierde la diferenciación de los elementos. En este tipo de leucemia, en un 90 % de los casos se encuentra un marcador cromosómico: el cromosoma Filadelfia. El tratamiento de la fase crónica se puede controlar con varios citotóxicos (sustancias que tienen una acción tóxica específica sobre determinadas células), como el busulfán y la ciclofosfamida. La fase blástica es refractaria a la mayoría de los fármacos. La *leucemia linfocítica crónica* se caracteriza por la proliferación y acumulación de linfocitos de apariencia madura y vida media larga. Este tipo de leucemia se acompaña de diversas alteraciones inmunitarias. La clínica que presentan los individuos afectos es de linfadenopatía (afección de los ganglios y del sistema linfático) y aumento moderado del tamaño del bazo. El tratamiento consiste en la administración de corticosteroides y citotóxicos, así como radioterapia para controlar el crecimiento de los ganglios.

leucémide f. Erupción cutánea polimórfica que puede acompañar a un cuadro de leucemia. (El estudio histológico de esta lesión demuestra una infiltración leucémica.)

leucina f. Aminoácido esencial para el hombre por no tener éste posibilidad de sintetizarlo. (La leucina es uno de los 20 aminoácidos constitutivos de las proteínas de la materia viva.)

leucismo m. Aspecto blanco. || Albinismo*.

— **leucismo del pelo:** mancha blanca en el pelo.

leucocitaria, fórmula Valores normales de los distintos leucocitos presentes en la sangre en proporción relativa y en cifras absolutas por mm^3.
En las enfermedades infecciosas la fórmula leucocitaria muestra variaciones según la fase de la infección. Así, en la primera fase de lucha existe una leucocitosis neutrófila con desviación a la izquierda (aparecen formas inmaduras) y granulaciones tóxicas. En la segunda fase aparece una monocitosis (aumento del número de monocitos en sangre periférica) y en la tercera una linfocitosis.

LEUCINA

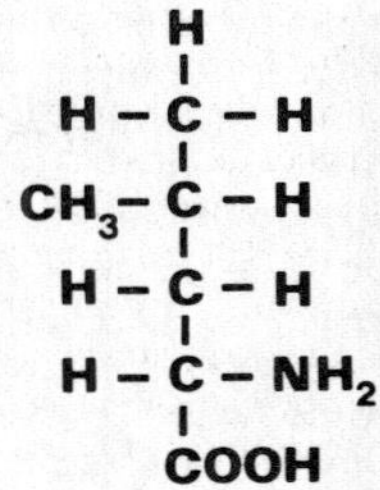

*La **leucina** es un aminoácido esencial que debe ingerirse con los alimentos de la dieta normal.*

leucocito m. Célula de la sangre; también se conoce por *glóbulo blanco.*
Los leucocitos se clasifican en dos clases morfológicas distintas, ya que con anterioridad se pensó que los leucocitos representaban dos tipos distintos: uno que poseía un citoplasma granuloso (leucocitos granulosos) y otro que no (leucocitos no granulosos). Aunque en la actualidad se ha comprobado que ambos tipos pueden poseer gránulos, se sigue esta clasificación por comodidad. Hay tres tipos de **leucocitos con granulación**, que se distinguen fundamentalmente por su tamaño y por la reacción de coloración de sus gránulos citoplasmáticos. Los que se tiñen con colorantes ácidos se conocen por *leucocitos acidófilos* o *eosinófilos*, los que se tiñen con colorantes básicos se denominan *leucocitos basófilos*, y los que se tiñen indistintamente con colorantes ácidos o básicos se conocen por *leucocitos neutrófilos* o *polimorfonucleados*. Por otra parte, existen dos clases de **leucocitos sin granulación**: los *linfocitos*, que son los más pequeños y numerosos, y los *monocitos*. El 60-70 % de los leucocitos de un frotis de sangre normal son neutrófilos. En condiciones normales de salud sólo algún que otro neutrófilo pasa a la circulación periférica antes de haber madurado por completo, pero en estado patológico pueden llegar a la sangre periférica muchos neutrófilos jóvenes. El núcleo de los leucocitos polimorfonucleares maduros está constituido por lóbulos (de 2 a 5). La madurez de un neutrófilo se demuestra principalmente por la forma de su núcleo y, en menor grado, por la intensidad con la cual se tiñe. Los neutrófilos son de importancia capital en la inflamación aguda; estos elementos se dirigen específicamente a zonas donde hay in-

flamación intensa, proporcionando así una defensa rápida contra cualquier posible agente infeccioso. La duración de la vida de los neutrófilos en la sangre es en promedio de unas 12 horas, aunque en momentos de grave infección tisular puede ser únicamente de 2 a 3 horas. Los leucocitos eosinófilos constituyen del 1 al 3 % de todos los glóbulos blancos. Después de la inyección de una proteína extraña penetran en la sangre en gran número. El número total de eosinófilos en la sangre aumenta de forma considerable durante las reacciones alérgicas, en las que se acumulan en zonas tisulares donde ocurren reacciones de tipo antígeno-anticuerpo. El tipo de granulocitos basófilos liberan a la sangre sustancias como la heparina (que tiene la capacidad de impedir la coagulación sanguínea), la histamina, que actúa sobre la presión arterial, etc. El número total de basófilos en la sangre suele ser muy pequeño, aumenta durante la fase de curación de la inflamación y, en ocasiones, también en el curso de las inflamaciones crónicas. En general, las propiedades de los leucocitos son: a) diapédesis, propiedad que tienen de deslizarse a través de los poros de los vasos sanguíneos; b) movimiento ameboide, al alcanzar los espacios tisulares los leucocitos neutrófilos se desplazan a través de los tejidos gracias a este movimiento; c) quimiotaxis, existe cierto número de sustancias químicas colocadas en los tejidos que hacen que los leucocitos se alejen o bien se acerquen a la fuente de tales productos químicos, y d) fagocitosis, que es la función más importante de los leucocitos neutrófilos y también de los monocitos. La superficie de los fagocitos es electronegativa, lo mismo que la mayor parte de las sustancias naturales del cuerpo, por lo que se repelen entre sí; sin embargo, los tejidos muertos y las partículas extrañas suelen ser electropositivos y, por lo tanto, quedan sometidos a la fagocitosis. Los fagocitos poseen enzimas proteolíticas dispuestas para digerir bacterias y también otras materias proteicas extrañas. Asimismo, contienen agentes bactericidas que matan bacterias antes de que puedan multiplicarse y destruir al propio fagocito. Por otra parte, entre los leucocitos no granulosos, los linfocitos se encuentran en la sangre en una proporción del 25 %, cumplen una función defensiva y están involucrados en los procesos inmunológicos del organismo: son las células que sintetizan los anticuerpos, mientras que los monocitos son las células de mayor tamaño que hay en la sangre. Tienen una gran capacidad fagocitaria y, debido a su tamaño, son capaces de fagocitar partículas mayores que los granulocitos. (V. ANTICUERPO; ANTÍGENO; HEMATOPOYESIS; LINFOCITO; MONOCITO.)

leucocitosis f. Aumento absoluto de la concentración de leucocitos en la sangre periférica con independencia del tipo celular o del grado de maduración de éstos.

El aumento en la cifra de leucocitos puede implicar a cualquiera de los tipos de leucocitos* o glóbulos blancos que existen (linfocitos, leucocitos neutrófilos, etc.). Puesto que los leucocitos neutrófilos son los que más abundan en la sangre su aumento puede detectarse con facilidad. El incremento del resto de leucocitos, que suponen únicamente una fracción pequeña del total, no resulta fácil de detectar más que cuando se estudia la fórmula leucocitaria, en la que se puede apreciar una diferencia en el porcentaje de cada leucocito. Se considera que existe leucocitosis o neutrofilia (aumento en el número de leucocitos neutrófilos circulantes) cuando el valor absoluto sea superior a 10.000 por mm^3. Existen múltiples factores que determinan una neutrofilia; los principales son: las *causas fisiológicas* que implican la aparicion de una neutrofilia durante unos cuantos minutos tras el ejercicio, la excitación nerviosa o la administración de adrenalina; esta neutrofilia se produce por el paso de células neutrófilas desde el líquido marginal al líquido circulante, y las *causas infecciosas*, por enfermedades de origen bacteriano, micótico, parasitario o bien en algunas infecciones producidas por virus; este tipo de neutrofilia se produce porque la médula ósea libera células que tenía en reserva de una forma acelerada, por lo que pasan a la circulación periférica muchos neutrófilos no segmentados (desviación a la izquierda de la fórmula leucocitaria). —La fórmula leucocitaria es una representación de los valores de los distintos leucocitos en la sangre periférica. Según la fórmula leucocitaria descrita por Arneth, una desviación a la izquierda de ésta significa que la suma de leucocitos inmaduros es superior al 45 %—. La desviación a la izquierda resulta de una lesión irritativa de la médula ósea por causa infecciosa, toxemia, etc. Cuanto más grave sea un trastorno mayor será la desviación a la izquierda. Otras etiologías capaces de producir una neutrofilia son: la inflamación, por ejemplo, la que se produce en un infarto agudo de miocardio, y algunos trastornos metabólicos y leucemias. En general, aquellos trastornos que se acompañan de leucoci-

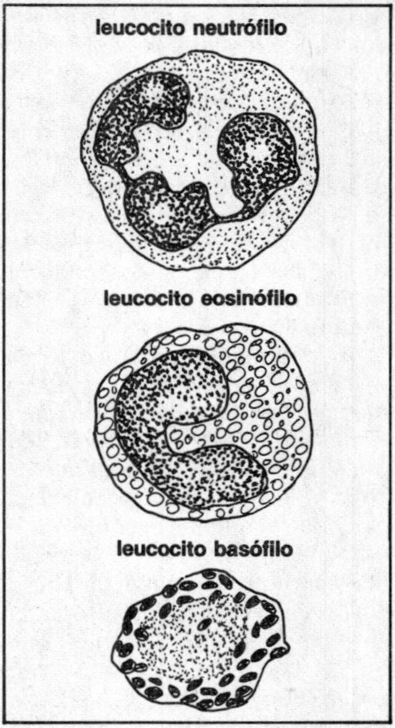

*De los **leucocitos granulosos**, los neutrófilos son los más abundantes.*

tosis o neutrofilia cuentan con una cifra de leucocitos entre 10.000 y 25.000 por mm^3. Si aparece una neutrofilia persistente superior a 30.000 o incluso 50.000 por mm^3 se dice que existe una reacción leucemoide. La reacción leucemoide se diferencia de la leucemia en que los neutrófilos en el primer caso son en su mayoría elementos maduros.

leucocituria f. Presencia de leucocitos en la orina.

La determinación de la existencia de leucocitos en la orina se realiza mediante el examen del sedimento de orina fresca en el microscopio. En general, el examen microscópico se hace previa centrifugación de la orina. En condiciones normales se observan 5 o menos leucocitos por campo de alta resolución en la orina centrifugada. En el sedimento de orina de las mujeres es más frecuente detectar leucocitos como consecuencia del paso de secreciones vaginales que contaminan a éste, por ello resulta aconsejable obtener la orina mediante sondaje para proceder a su estudio. Cuando en la orina existe un gran número de leucocitos o bien hay leucocitos alterados se dice que existe piuria*. La piuria confiere a la orina un aspecto turbio y sin transparencia. En este caso el número de leucocitos presentes en la orina varía entre 10.000 a más de un millón. La leucocituria suele ser el resultado de un proceso inflamatorio a cualquier nivel del tracto urinario.

leucodermia f. Trastorno pigmentario en el que existe despigmentación completa de la piel. (Cuando es congénita se conoce por albinismo*.)

leucodistrofias f. pl. Afecciones que se heredan de forma autosómica recesiva caracterizadas por ocasionar un trastorno del metabolismo neuronal de las grasas, en el que se afectan los componentes de la vaina de mielina del sistema nervioso central (SNC) y del sistema nervioso periférico. (La sustancia blanca se altera mientras que los cuerpos neuronales de la sustancia gris quedan indemnes.)

— **leucodistrofia de células globoides:** aquella que se produce por el déficit de galactosiceramida β-galactosidasa. (Se manifiesta por irritabilidad, fiebre, atrofia óptica y convulsiones hacia los 6 meses de vida.)

— **leucodistrofia metacromática:** trastorno ocasionado por el déficit de arilsulfatasa A. (Se manifiesta al 2.° o 4.° año de vida por trastornos de la marcha en un niño que previamente tenía un andar correcto. Evoluciona hasta que el niño adquiere una posición de descerebración.)

leucoencefalitis f. Estado inflamatorio del encéfalo que afecta a la sustancia blanca; cuando la inflamación afecta preferentemente a la sustancia gris se conoce por *polienencefalitis**.

En la leucoencefalitis los signos inflamatorios y de desmielinización se localizan alrededor de las venas que se hallan situadas en su mayor parte en la sustancia blanca. La leucoencefalitis es un proceso agudo que en determinadas ocasiones puede aparecer tras sufrir una infección vírica o bien una vacunación.

La más grave es la **leucoencefalitis aguda hemorrágica**. Otro tipo es la **leucoencefalitis esclerosante subaguda de Von Bogaert**, que afecta casi únicamente a niños y jóvenes y se relaciona con el virus del sarampión. En esta última encefalitis las manifestaciones clínicas son un deterioro mental progresivo que en el transcurso de varios meses progresa hasta una demencia y rigidez de descerebración.

leucoencefalomielitis f. Proceso inflamatorio que afecta a la sustancia blanca del encéfalo y de la médula espinal.

leucograma f. Término equivalente al de fórmula leucocitaria, que se refiere a la determinación del valor de los distintos leucocitos en la sangre, tanto en su proporción relativa como en cifras absolutas.

leucoma m. Opacidad blanca de la córnea que ocasiona una reducción de la visión en el caso de que se localice sobre la zona pupilar.

leucomelalgia f. Trastorno que se caracteriza por crisis dolorosas de las extemidades en que éstas se hallan pálidas y frías.

leucomelanodermia f. Trastorno pigmentario de la piel que se caracteriza por la combinación de hiperpigmentación (melanodermia) y despigmentación (leucodermia).

leucomielitis f. Inflamación de la sustancia blanca de la médula espinal.

leucopenia f. Afección en que el número de leucocitos en la sangre periférica se reduce a menos de 5.000 por mm^3.

La leucopenia tiene una serie de repercusiones clínicas que dependen de la importancia de esta reducción en el número de leucocitos. Cuando el número de leucocitos es superior a 1.000 por mm^3 existe un moderado aumento del riesgo a sufrir infecciones. Si el número de leucocitos es inferior a 500 ese riesgo es muy elevado. La leucopenia puede deberse a una producción anómala de neutrófilos por defecto en los precursores de la médula ósea o bien a la ingesta de fármacos y tóxicos químicos o a la irradiación de la médula ósea. También se produce una leucopenia en el caso de una leucemia por sustitución de los elementos de la médula por los elementos inmaduros de esta afección.

leucoplasia f. Lesión mucosa definida como una zona o placa blanca que no puede ser catalogada clínica o histológicamente como otra entidad patológica.

El estudio histológico de la leucoplasia demuestra un engrosamiento epitelial benigno, casi siempre producido por una irritación crónica. En la mucosa bucal, lengua y labios la causa suele ser la irritación que produce el humo caliente del tabaco o bien una maloclusión dentaria. Es una lesión premaligna que en determinadas localizaciones tiene un mayor riesgo de malignización.

— **leucoplasia vulvar:** mancha blanca localizada cerca del introito vulvar que suele dar una clínica de prurito y ardor o quemazón. (Se diagnostica tras realizar una biopsia de la zona afecta. Su tratamiento consiste en extracción quirúrgica o en la aplicación terapéutica de frío [crioterapia].)

leucopoyesis f. Proceso de producción, formación y maduración de las células que dan lugar a los leucocitos.
La formación y maduración de los distintos tipos de leucocitos difiere en el lugar donde se lleva a cabo. Los linfocitos, uno de los tipos celulares de leucocitos, se producen en el tejido linfoide y órganos linfoides, como los ganglios linfáticos, mientras que los granulocitos y los monocitos se producen principalmente en la médula ósea hematopoyética. La granulocitopoyesis se inicia en las stem cells pluripotenciales, células que por estímulos en su mayoría desconocidos darán lugar a las stem cells unipotenciales comisionadas para la granulopoyesis. La primera célula que puede identificarse en la granulopoyesis es el **mieloblasto**. Ésta es una célula joven que posee un núcleo de gran tamaño, regular y con cromatina y citoplasma escaso, basófilo y sin gránulos. En el núcleo pueden apreciarse varios nucléolos. Al madurar el mieloblasto da lugar al **promielocito**, que se diferencia de la célula anterior en que en el citoplasma se observa la presencia de algunos gránulos dispersos. El promielocito al madurar da lugar al **mielocito**, célula que posee ya signos morfológicos de madurez. Su citoplasma es más abundante, de color rosado y con gránulos abundantes y dispersos, el núcleo es irregular y la cromatina nuclear más densa. A partir del mielocito se forma el **metamielocito**, que posee un núcleo con forma arriñonada sin nucléolos. Un paso en la maduración da lugar al *granulocito en cayado* o *banda* y en un estadio siguiente se forma el *granulocito segmentado* o *polimorfonuclear*, en el que el núcleo aparece segmentado (3 o 4 segmentos) y posee abundante citoplasma con gránulos. La granulocitopoyesis desde su inicio hasta dar lugar al granulocito segmentado tarda en producirse alrededor de unas 30 horas y en ella se suceden simultáneamente procesos de proliferación y de maduración. La regulación de la granulopoyesis la lleva a cabo el factor estimulante de la formación de colonias, factor producido en su mayor parte por los macrófagos. Los linfocitos se originan primariamente en la médula ósea a partir de stem cells que saldrán después hacia varias localizaciones del organismo. Unos linfocitos irán al timo y allí las stem cells presentarán un proceso de transformación dando origen a una variedad de linfocitos, los *linfocitos T* responsables de la inmunidad celular o retardada. Los *linfocitos B* serían transformados en el hígado y en la propia médula ósea, mientras que los *monocitos* derivan de elementos del sistema retículo endotelial del bazo y de la médula ósea. Su forma primitiva es el **monoblasto** que al madurar da lugar al **promonocito** y después al **monocito**.

leucoqueratosis f. Leucoplasia.

leucorrea f. Flujo blanco secretado en los genitales externos.
Son varias las causas que pueden dar origen a una leucorrea, en su mayor parte son infecciones del epitelio vaginal, si bien la leucorrea también puede aparecer en el ca-

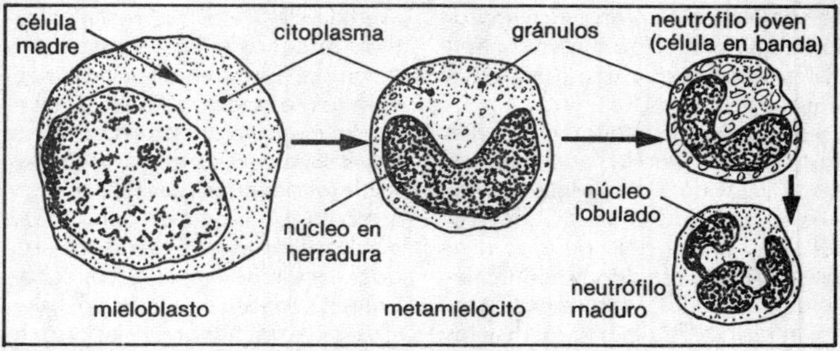

***Leucopoyesis** de un leucocito granuloso neutrófilo (granulocito segmentado o polimorfonuclear), conocida también por* granulopoyesis.

so de existir una neoplasia en el cuello uterino, vagina o en el resto del aparato genital. La leucorrea procedente del cuello uterino (**leucorrea cervical**) se produce porque las glándulas del endocérvix secretan una mucosidad que varía en sus características a lo largo del ciclo menstrual, de manera que en el momento de la ovulación este moco es de poca viscosidad mientras que en una fase posterior se hace más espeso. La **leucorrea de origen vaginal** suele deberse a infecciones localizadas en este espacio virtual como la candidiasis (infección causada por el hongo *Candida albicans* que produce una leucorrea grumosa con aspecto caseoso), la tricomoniasis (infección producida por la tricomona vaginalis que se extiende por contagio sexual y produce una leucorrea amarillenta), etc. Para conocer la etiología de la infección debe hacerse una extensión del flujo vaginal así como un cultivo. Por último, debe tenerse en cuenta que los tampones sanitarios también pueden producir leucorrea.

leucosarcoma f. Desarrollo de un cuadro sanguíneo leucémico en un individuo que en principio padecía un linfoma* linfocítico maligno bien diferenciado.

leucosis f. Proliferación del tejido formador de leucocitos; incluye la mielosis y la linfadenosis. || Neoplasia hematológica en la que existe una proliferación desordenada de leucocitos. [V. LEUCEMIA.]

leucotaxina f. Sustancia descubierta por Menkin en los focos inflamatorios que produce un aumento de la permeabilidad de las paredes de los capilares dando lugar a la diapédesis o migración de los leucocitos. (Esta sustancia la producen las células dañadas durante la primera fase de las heridas.)

leucotaxis f. Propiedad de los leucocitos de migrar desde la circulación a los tejidos inflamados.

leucotomía f. Intervención quirúrgica practicada sobre el lóbulo frontal con el cráneo abierto. (La finalidad de la leucotomía es seccionar los haces blancos en el plano frontal respetando el manto cortical.

Esta intervención se practica en psicocirugía con el propósito de modificar algunos trastornos de la ideación o emocionales.)

leucotriquia f. Color blanco de los cabellos. (Puede ser de naturaleza congénita o bien adquirida, conociéndose esta última como canicie.)

levaduras f. pl. Hongos unicelulares que tienen gran importancia en microbiología por ser los agentes responsables de muchas fermentaciones*.

Las levaduras son organismos carentes de clorofila (heterótrofos), que pueden presentar tamaño y forma diversos. El aspecto de una levadura típica es el de un conjunto de células ovales, de pequeño tamaño, que se multiplican por gemación. Las yemas van creciendo hasta alcanzar el tamaño de la célula madre, momento en el que el núcleo se divide y aparece un tabique transversal que las separa. La mayoría de las levaduras se han adaptado a vivir en ambientes muy ricos en azúcares, tales como el néctar de las flores o la superficie de los frutos. Muchas realizan una fermentación alcohólica de los azúcares, por lo que han sido explotadas desde hace años por el hombre. El principal agente de la fermentación alcohólica es el *Saccharomyces cerevisiae*, empleado industrialmente en la fabricación de vino y de cerveza y para el esponjado del pan. También existen algunas especies de levaduras que son patógenas para el hombre.

levocardia f. Malformación congénita en la que existe una posición anómala de varios órganos internos acompañada de cardiopatía.

La levocardia suele asociarse con defectos cardiovasculares graves, que comportan un retorno venoso general anómalo. Esta situación determina con frecuencia la aparición de cianosis (coloración azulada de piel y mucosas por la insuficiente oxigenación de la sangre). Estos pacientes tienen a menudo un bazo rudimentario o inexistente.

— **levocardia con «situs inversus»:** situación en la que el corazón se halla localizado a la izquierda de la cavidad torácica (igual que en condiciones normales) y los órganos abdominales están invertidos, es decir, los que deberían estar situados a la derecha lo están a la izquierda, y viceversa.

levocardiografía f. Estudio angiográfico de las cavidades cardíacas izquierdas. (Suele utilizarse para el estudio de lesiones congénitas o adquiridas de las válvulas mitral y aórtica, así como para valorar el estado funcional del ventrículo izquierdo.) [V. ANGIOCARDIOGRAFÍA; ANGIOGRAFÍA.]

levógiro. Dícese de aquellas sustancias químicas que desvían hacia la izquierda el plano de polarización de la luz. (Todos los compuestos que pueden existir en dos formas cuyas estructuras son como imágenes especulares presentan actividad óptica, es decir, hacen girar el plano de la luz polarizada cuando se examinan en un polarímetro.)

lewisita f. Líquido oleoso altamente venenoso que ha sido empleado como gas de guerra. (Se obtiene del tricloruro de arsénico tratado con acetileno.) [V. ANTILEWISITA.]

ley f. Regla constante que expresa la relación existente entre fenómenos naturales.

LH Siglas en inglés de la hormona luteinizante.

liasas f. pl. Enzimas que catalizan reacciones de adición a los dobles enlaces. (Existen varias subclases de liasas atendiendo al sustrato sobre el que ejercen su acción catalítica.)

libido f. Según los postulados de Freud, energía de índole sexual que interviene en el funcionamiento de la personalidad. (V. PSICOANÁLISIS.)
La perspectiva psicoanalítica de Freud distingue dos clases de instintos: los sexuales o libido y los de autoconservación o agresivos. Existe una oposición entre los instintos de vida o eróticos (Eros) y los de destrucción o muerte (Tanatos). El instinto representa una *unidad de energía*, y la suma de los mismos constituye la *energía psíquica total*. Para este autor, la personalidad está estructurada en tres partes: ello* o id, superyó* o superego y yo* o ego. Existe un delicado equilibrio entre estas tres partes de la personalidad que puede verse alterado desembocando en distintos trastornos de la misma. La teoría psicoanalítica de Freud explica todos los problemas sociales en función de este equilibrio. Las ideas de Freud han sido criticadas por muchos autores, fundamentalmente por la, para algunos, excesiva importancia que da a la libido como fuerza impulsora del desarrollo y del funcionamiento de la personalidad, aunque su validez explicativa o descriptiva continúa siendo muy importante.

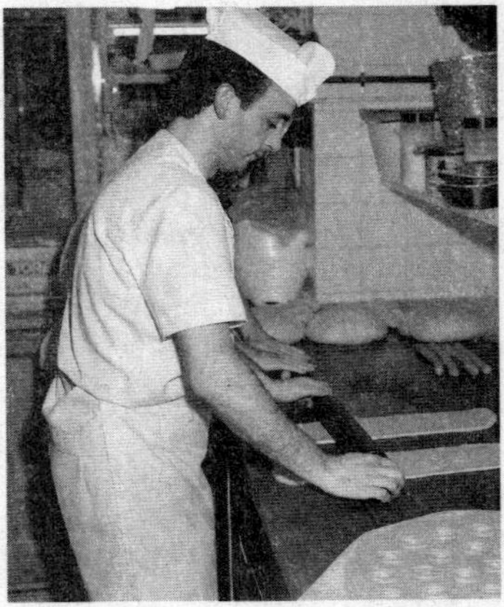

*Entre los principales usos de las **levaduras** está la fabricación de pan.*

licantropía f. Tipo de delirio en el que el enfermo cree haberse convertido en un lobo y se comporta como tal.
Existe desde muy antiguo una creencia popular acerca de la transformación de un hombre en un lobo, circunstancia que ha dado lugar a la aparición de multitud de leyendas. Según éstas, en las noches de luna llena el hombre-lobo sería capaz de transformarse en lobo, atacando a otras personas que quedarían convertidas a su vez en hombres-lobo. Los enfermos psiquiátricos que padecen licantropía suelen presentar otras formas de histeria y otras manifestaciones de su trastorno psicopatológico.

licopodio m. Helecho del género *Lycopodium*. (De sus esporas se obtiene un polvo amarillo que se emplea en farmacia como desecante y para el recubrimiento de píldoras. Por sus propiedades en la combustión es empleado también en pirotecnia.)

licor m. Sustancia líquida. || Nombre aplicado a determinados líquidos o humores del organismo. (Como, por ejemplo, el líquido cefalorraquídeo.) || En farmacia, término con el que se designa a muchos líquidos terapéuticos.

licuación o **licuefacción** f. Proceso de paso de los estados sólido o gaseoso a líquido.

El paso de sólido a líquido, también conocido como fusión, suele tener lugar con absorción de calor, estando las partículas elementales de la sustancia con mayor energía cinética en el nuevo estado. El paso de gas a líquido, por el contrario, suele tener lugar con desprendimiento de calor, pues en estado gaseoso las partículas tienen más energía que en estado líquido.

— **licuefacción del coágulo:** proceso metabólico que se da, de forma fisiológica, constantemente dentro del torrente circulatorio, en el que se degradan coágulos de fibrina recientemente formados.

El proceso de licuefacción del coágulo, conocido como fibrinólisis*, está en constante equilibrio con el de fibrinoformación. La licuefacción es desencadenada por la activación de una enzima, la plasmina, por agentes diversos; la plasmina actúa sobre la fibrina, proteína plasmática que participa en la formación del coágulo, degradándola hasta productos solubles y obteniéndose los péptidos X, Y, D y E, también llamados «productos de la degradación de la fibrina».

lienal Esplénico*.

liendre f. Cada uno de los huevos de piojo que se fijan a la base de los pelos o a lo largo de los mismos. (La valoración de la altura a la que se encuentran en el pelo sirve para determinar el tiempo que lleva infestando al huésped.)

lienografía f. Técnica radiológica utilizada para la observación del bazo, en la cual éste suele manifestarse como un aumento de densidad. (Cuando el bazo presenta calcificaciones, es fácilmente reconocible. En otros procesos hay que recurrir a la arteriografía* del tronco celiaco para visualizarlo.)

ligadura f. Hilo metálico, de seda o de otro material utilizado con la intención de cerrar una herida, obstruir un vaso o conducto o para separar o fijar partes.

— **ligadura de trompas:** procedimiento quirúrgico utilizado en ginecología para conseguir la esterilidad de una mujer, a través de la ligadura de las dos trompas de Falopio.

ligamento m. Elemento anatómico de gran resistencia, y relativamente elástico, formado por tejido conectivo* fibroso en forma de expansiones de mayor o menor grosor, cuya finalidad es mantener unidas dos o más estructuras, especialmente huesos entre sí, o bien sustentar vísceras en su correspondiente ubicación.

La propiedad de los ligamentos de poseer una gran resistencia al estiramiento se debe a su rica composición en fibras colágenas (responsables de la fortaleza física

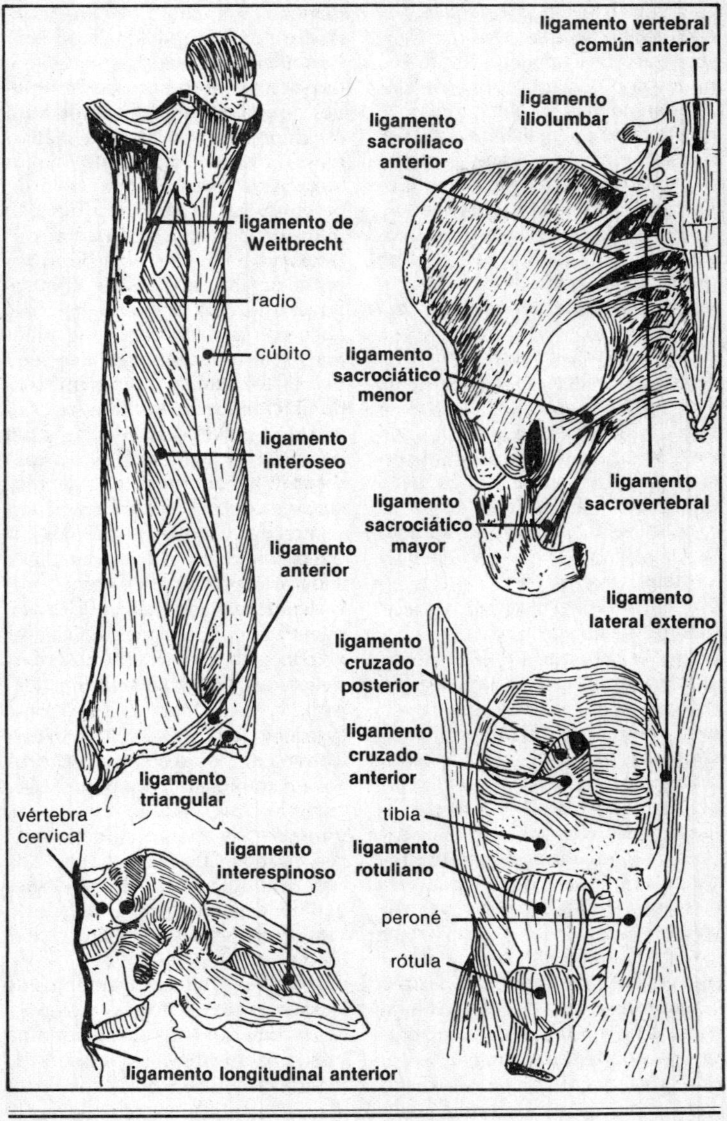
ligamento de
Weitbrecht
radio
cúbito
ligamento
interóseo
ligamento
anterior
ligamento
triangular
ligamento vertebral
común anterior
ligamento
iliolumbar
ligamento
sacroiliaco
anterior
ligamento
sacrociático
menor
ligamento
sacrovertebral
ligamento
sacrociático
mayor
vértebra
cervical
ligamento
interespinoso
ligamento longitudinal anterior
ligamento
lateral externo
ligamento
cruzado
posterior
ligamento
cruzado
anterior
tibia
ligamento
rotuliano
peroné
rótula

estructural del tejido) orientadas en la dirección de las fuerzas que debe soportar. Los ligamentos interóseos mantienen dos o más huesos fijos entre sí, de manera que permiten el movimiento que deben realizar y al mismo tiempo aseguran la integridad estructural del esqueleto. Los ligamentos pueden situarse a la altura de la articulación o bien, lejos de ella, entre los dos huesos. Así, por ejemplo, las cabezas proximales de los huesos del antebrazo (cúbito y radio) quedan unidas, entre otros, por el ligamento anular del radio, que rodea la circunferencia articular de la cabeza de éste, y se fija a la cabeza cubital; este ligamento está en íntima relación con la articulación; estos huesos están unidos, además, por otros ligamentos que se sitúan lejos de las articulaciones, como la cuerda oblicua y la membrana interósea, que unen las diáfisis de los mismos. Los ligamentos localizados en las articulaciones se dice que son **intrínsecos** cuando no pueden ser aislados de la cápsula articular sin lesionarla; en caso contrario se les denomina **extrínsecos**. Otros ligamentos se sitúan en el interior de la cavidad articular: el ligamento redondo, que fija la cabeza femoral con el acetábulo pélvico, y los ligamentos cruzados de la rodilla, que fijan las epífisis femoral distal y tibial proximal, son ejemplos válidos. La función de los ligamentos interóseos se completa con la de los músculos que «saltan» la articulación. Otros ligamentos tienen la función de obturar, más o menos completamente, determinados orificios (como hace la membrana obturatriz con el agujero obturador pélvico), convertir en orificios escotaduras óseas (como el ligamento sacrociático menor, que convierte la escotadura ciática mayor en agujero ciático mayor), o servir de asiento a la inserción de otros ligamentos o de músculos (así, el ligamento inguinal, que une la espina iliaca anterosuperior con la espina del pubis, es punto de arranque de la aponeurosis del músculo oblicuo mayor del abdomen). Además de los ligamentos que fijan huesos, también reciben este calificativo los elementos **de fijación intraabdominales** derivados de repliegues de las hojas del peritoneo (membrana serosa que recubre el abdomen), que acumulan tejido fibroso y se comportan como tales. Entre ellos, los más importantes son los que fijan el útero o los anejos (ligamentos uterosacro, vesicouterinos, anchos, redondos y uteroovárico), los que anclan el hígado, el bazo y el tubo gastrointestinal en la cavidad abdominal (ligamentos triangulares hepáticos, ligamento falciforme, ligamento gastrofrénico, gastroesplénico, gastrocólico, frenicocólico y hepatocólico) y los que fijan las estructuras urinarias (ligamento pubovesical, vesicoumbilical y rectovesical). Los ligamentos pueden sufrir gran variedad de afecciones que pueden llevar a la pérdida, momentánea o definitiva, de su función. La patología más frecuente de los ligamentos es la traumática. Como consecuencia de traumatismos, los ligamentos pueden sufrir distensiones con rotura de fibras (esguinces), de forma indirecta (en movimientos forzados) o bien contusiones directas, o incluso una sección completa. En el caso de esguince está indicado el reposo y la inmovilización; cuando hay sección completa puede ser necesaria una intervención quirúrgica dirigida a enlazar los dos cabos desprendidos. Las lesiones ligamentosas ocupan un amplio capítulo en la medicina* del deporte, debido a la sobrecarga a que se ven sometidos algunos ligamentos en determinadas actividades deportivas. Así, en jugadores de fútbol, baloncesto y rugby, es habitual el esguince de ligamentos de tobillos (especialmente los laterales internos y externos) y no es rara la rotura de los ligamentos cruzados de rodilla. Pero los ligamentos se ven afectados también en otras patologías. En procesos degenerativos articulares es frecuente la lesión por contigüidad: así, en las artrosis se suelen producir calcificación y, a veces, rotura de los ligamentos que pasan cerca de la articulación afectada. En ocasiones, algunos ligamentos pierden la flexibilidad que permitía el movimiento articular por calcificación de sus fibras, como sucede con los ligamentos de la columna vertebral en alguna espondilopatía. Otras patologías articulares que producen alteraciones ligamentosas son las enfermedades metabólicas (como la gota) e infecciosas (como la tuberculosis, brucelosis, gonococia, etc.). Otras enfermedades afectan a los ligamentos, facilitando una laxitud exagerada de los mismos que provoca la aparición de luxaciones e inestabilidad articular así como deformaciones estructurales. Esto sucede con un grupo de patologías hereditarias y congénitas de la síntesis y metabolismo de los componentes del tejido conectivo (condrodistrofias*).

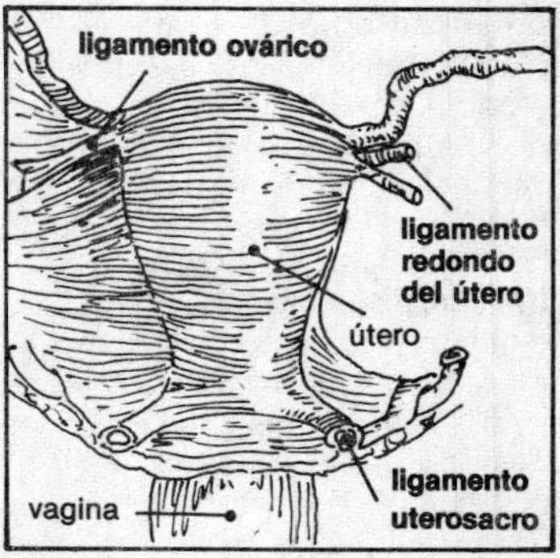

*Principales **ligamentos de fijación intraabdominales** del útero, ovarios y trompas de Falopio.*

ligamentopexia f. Intervención quirúrgica consistente en la manipulación de un ligamento (acortamiento y fijación) para conseguir mantener la función suspensoria de un órgano interno, tal como el útero o el estómago.

ligamentotomía f. Sección quirúrgica de un ligamento.

ligasas f. pl. Clase de enzimas que catalizan la formación de enlaces entre dos compuestos. (Esta formación está asociada a la ruptura del adenosintrifosfato* [ATP] o de algún otro nucleótido fosfato.)

lima f. En odontología, instrumento de acero templado, con una superficie finamente estriada en uno o dos sentidos, utilizado para pulir superficies.

limanoterapia f. Conjunto de técnicas terapéuticas basado en los efectos favorables del lodo y el agua de limán (obtenida en la desembocadura lacunar de los ríos de Ucrania). [Se utiliza en el tratamiento de la tuberculosis y sífilis.]

límbico, sistema Conjunto de estructuras nerviosas del cerebro, situado debajo de la corteza cerebral y en la zona ventral y medial de los hemisferios cerebrales.

El sistema límbico se encarga de las funciones neurológicas de tipo emocional, impulsos subconscientes motores y sensitivos y sensaciones intrínsecas del dolor y del placer. La estructura cortical del sistema límbico es la **corteza límbica**, anillo de corteza cerebral situado en el sector medial del cerebro, alrededor del cuerpo calloso, que está constituida por una zona de los lóbulos frontales, la circunvolución del cuerpo calloso (cíngulo), la circunvolución del hipocampo, el área piriforme y el uncus. Las estructuras subcorticales quedan rodeadas por el citado anillo, e incluyen el área preóptica, septum, área paraolfatoria, epitálamo, núcleos anteriores del tálamo, porciones de ganglios basales, hipocampo y amígdala. Muchos anatómicos consideran el hipotálamo* como una estructura separada del sistema límbico, pero desde un punto de vista fisiológico debe considerarse como uno de los elementos centrales del sistema. Todas estas estructuras están íntimamente relacionadas, y de la actividad que en ellas tiene lugar se desprenden sensaciones agradables, también llamadas de recompensa, y sensaciones aversivas o de castigo, bases de la conducta. Los estudios experimentales sobre el cerebro de animales demuestran que la estimulación eléctrica de ciertas zonas sosiega el animal, mientras que la de otras produce dolor o miedo intensos o reacciones de defensa o de fuga. Los centros principales de recompensa se localizan en el tabique, hipotálamo, amígdala y algunas zonas del tálamo; los principales centros de castigo están situados en la zona de la circunvolución central que rodea el acueducto de Silvio y en estructuras situadas alrededor de los ventrículos del tálamo e hipotálamo. Gran parte de las señales originadas en el sistema límbico van a parar al hipotálamo, generando efectos vegetativos o de conducta; otras señales llegan al sistema reticular activador para controlar el grado de vigilia, alerta y atención, mientras que otras son transmitidas hacia porciones no límbicas de la corteza cerebral para afectar a funciones analíticas, sensoriales y motoras.

limbo m. Borde de una superficie.

— **limbo esclerocorneal:** línea circular alrededor del iris del globo ocular. (Coincide con el ángulo que forman las diferentes convexidades de la córnea y de la esclerótica [la primera de menor radio que la segunda].)

— **limbo ungueal:** línea de enclavamiento de la uña en el reborde epidérmico.

limen m. Umbral. || Punto de entrada. || Dosis menor de estímulo capaz de desencadenar una respuesta o sensación.

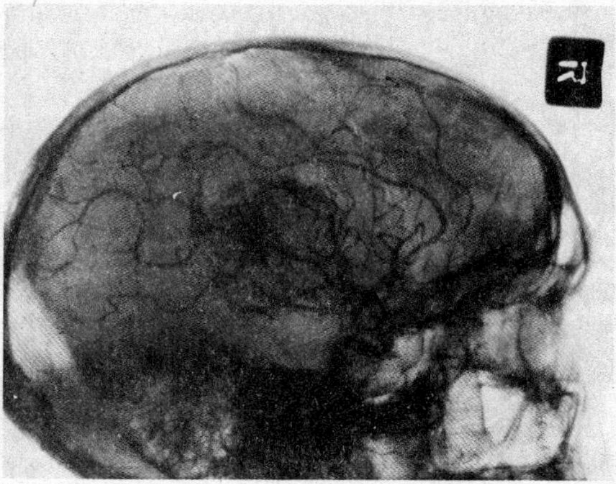

Debajo de la corteza cerebral, y en la zona ventral y media de los hemisferios cerebrales, se localiza el ***sistema límbico****.*

limero m. Planta arbórea (*Citrus limetta*), originaria de la India. (Su fruto, la lima, famoso por su sabor ácido, es rico en vitamina C.)

liminal Relativo al limen. || Que alcanza el umbral o límite.

liminómetro m. Aparato empleado para la medición de la intensidad de un estímulo. (Aplicado a un tendón, es suficiente para provocar una respuesta refleja.)

limitación f. Reducción. || Demarcación de unos límites. || Restricción de las posibilidades.

limitadores m. pl. Dispositivos que se emplean para evitar que una magnitud determinada sobrepase ciertos límites.

límite m. Frontera, separación entre dos cosas. || Aquello que indica hasta dónde puede llegar una cosa.

limonero m. Árbol (*Citrus limonum*), que se cultiva en las zonas cálidas. (Su fruto es el limón, de gusto ácido y que contiene vitamina C.)

limopsora f. Afección cutánea que puede aparecer como consecuencia de una alimentación insuficiente.

limoterapia f. Tratamiento a base de lodo. || Cura de hambre.

limpieza f. Calidad de limpio. || Acción y efecto de limpiar.

— **limpieza de boca:** intervención odontológica por la que se eliminan las acumulaciones de sarro de la superficie de los dientes.

linaza f. Semillas del lino, en forma de granos grisáceos, aplanados y duros, cuyo polvo se emplea en la preparación de cataplasmas. (Se administra también por vía oral para aprovechar sus propiedades de laxante.)

línea f. Trazo continuo visible o imaginario.

— **línea alba:** la fibrosa que se extiende entre el apéndice xifoides del esternón y la sínfisis del pubis. (Es el resultado de la unión de las aponeurosis [membranas fibrosas que rodean los músculos] de los músculos rectos del abdomen.)

— **línea innominada:** la que limita el estrecho superior de la pelvis. (Está situada entre la pelvis mayor y la menor.)

— **línea primitiva:** surco que aparece en la placa embrionaria en los primeros estadios del desarrollo del huevo.

linfa f. Líquido intersticial que recogen los vasos linfáticos.

La linfa es un líquido coagulable, incoloro o amarillento, en cuya composición intervienen agua, sales, glucosa, urea, lípidos y proteínas, en distintas proporciones. El líquido intersticial es recogido en su mayor parte por los capilares venosos; sin embargo, aproximadamente la décima parte del mismo penetra en los capilares linfáticos constituyendo la linfa. Esta pequeña cantidad, que se devuelve a la circulación a través del sistema linfático, tiene una gran importancia fisiológica porque recoge sustancias de alto peso molecular, como, por ejemplo, proteínas que no pueden pasar directamente a los capilares venosos. La composición de la linfa es casi idéntica a la del líquido tisular de la parte del cuerpo de la que proviene. La concentración de proteínas es de 2 g por 100 de promedio. La linfa que se forma en el hígado tiene una concentración de proteínas de hasta 6 g por 100. El sistema linfático es una vía fundamental para la absorción de las grasas desde el tubo digestivo. Después de una comida rica en grasas, la linfa contiene hasta un 1 o 2 % de grasa. La linfa también recoge restos celulares, así como las bacterias u otros agentes patógenos que penetran en el organismo. A partir de los capilares linfáticos la linfa circula por los vasos linfáticos y atraviesa los ganglios, en los que se filtra; en los ganglios quedan retenidos todos los agentes patógenos transportados por ella. Finalmente, a través de los colectores linfáticos terminales, la linfa es drenada a la circulación venosa. Aproximadamente, por los colectores linfáticos fluyen cerca de 120 ml de linfa por hora, de los que alrededor de la mitad se originan en el hígado y en los intestinos. Cuando hay un aumento de la presión del líquido intersticial se produce un aumento del flujo linfático, evitando la aparición de edemas (acumulaciones excesivas de líquidos en el tejido celular). Otro aspecto importante es la presencia de linfocitos, que continuamente recirculan entre la sangre y el sistema linfático en el desempeño de sus funciones defensivas.

linfadenia f. Estado patológico caracterizado por una hiperplasia del tejido linfoide. || Hipertrofia de tejido linfático de diversas localizaciones: amigdalar, ósea, etc.

linfadenitis o **linfoadenitis** f. Inflamación de los vasos y ganglios linfáticos. (V. ADENITIS.)

linfadenoide Que tiene aspecto de tejido linfoide*. (Esto sucede con el tejido de los ganglios linfáticos, bazo, médula ósea y amígdalas.)

linfadenoma m. Tumoración debida al crecimiento de un ganglio* linfático. (V. LINFOMA.)

linfadenosis f. Linfadenia*.

linfangiectasia f. Dilatación patológica de los vasos linfáticos. (Suele ser debida a una obstrucción del drenaje, y comporta un estancamiento de la linfa y la aparición de un linfedema*.)

— **linfangiectasia intestinal:** malformación de los vasos linfáticos intestinales que provoca un cuadro de diarrea crónica.

linfangioma m. Tumor benigno originado en los vasos linfáticos.

Los linfangiomas derivan de restos congénitos y, por ello, están presentes desde el nacimiento, aunque pueden ser muy pequeños y pasar inadvertidos. Con el desarrollo general del niño van creciendo y producen lesiones visibles macroscópicamente. Se observan principalmente en el cuello y las axilas. Con menor frecuencia pueden afectar la lengua y los labios o localizarse detrás del peritoneo (membrana serosa que recubre el abdomen) o en el mesenterio. Se distinguen dos tipos: el linfangioma simple y el cavernoso. El **linfangioma simple** consiste en la acumulación de pequeños conductos linfáticos dilatados, y aparece como un conjunto de lesiones de uno a dos centímetros de diámetro. El **linfangioma cavernoso**, formado por cavidades que contienen linfa, puede alcanzar mayor tamaño, causando deformidades y comprimiendo los tejidos adyacentes. Este tumor plantea problemas terapéuticos difíciles, ya que con frecuencia vuelve a aparecer tras su extirpación quirúrgica.

linfangiosarcoma m. Tumor maligno derivado de los conductos linfáticos. (V. ANGIOSARCOMA.)

El linfangiosarcoma es una neoplasia que se ha descrito en mujeres a las que se les habían extirpado los ganglios linfáticos axilares en el curso de una mastectomía (ablación de parte o toda la mama) realizada debido a la existencia de un tumor de mama. Por esta circunstancia, estas pacientes sufren un linfedema (edema por obstrucción de un vaso linfático) crónico del miembro superior correspondiente. Después de más de diez años de evolución, se ha visto la aparición de un linfangiosarcoma sobre el territorio afectado. Es un tumor que se disemina rápidamente, tanto localmente como a distancia (metástasis).

linfangitis f. Inflamación aguda o crónica de las estructuras linfáticas, fundamentalmente de los vasos.

La causa de estos procesos son agentes infecciosos (bacterias, hongos, parásitos) o neoplasias. Las **linfangitis agudas** suelen ser secundarias a afecciones bacterianas que han penetrado por la piel (forúnculos o heridas), causadas generalmente por estreptococos o estafilococos. Según la forma de extensión de la lesión se distingue la *linfangitis reticular*, que se muestra como un enrojecimiento alrededor de la zona afectada por la intervención de pequeños vasos, y la *linfangitis troncular* en forma de tumefacción lineal cuando el vaso afectado es más importante. Los síntomas son el dolor y la inflamación de la zona o el cordón, acompañados, a veces, de adenopatías inflamatorias (linfadenitis). El tratamiento consiste en la administración de antibióticos por vía general y el mantenimiento de la zona afectada en reposo para evitar la extensión del proceso. Las **linfangitis crónicas** pueden ser secundarias a las agudas, y frecuentemente en su producción están implicados hongos, parásitos o neoplasias, con formación de trombos y posterior formación de tejido fibroso.

linfático Relativo a la linfa.

— **linfático, sistema:** conjunto de conductos, distribuidos por todo el organismo, cuya misión es transportar la linfa* desde los tejidos hasta el sistema venoso.

La sangre alcanza los distintos órganos a través del sistema arterial, retornando hacia el corazón por las venas. Todas las sustancias nutritivas para las células pasan desde los capilares hacia el espacio intersticial tisular, donde se vierten los productos de desecho del metabolismo celular. Parte del líquido intersticial pasa directamente a los capilares venosos, pero una pequeña porción es recogida por el sistema linfático, que constituye una vía accesoria para el drenaje del exceso de líquidos desde los tejidos hacia la sangre. Este líquido intersticial, que penetra en los vasos linfáticos, constituye la linfa y tiene gran importancia porque recoge sustancias de alto peso molecular, restos celulares e incluso partículas de gran tamaño, como bacterias, que no atravesarían los poros de los capilares venosos. Por otra parte, el sistema linfático constituye una de las vías principales de absorción de productos nutritivos desde el tubo digestivo, fundamentalmente las grasas. El sistema linfático lo conforman los vasos linfáticos, los ganglios linfáticos y los colectores linfáticos que desembocan en la circulación venosa. Los **vasos linfáticos** se originan a partir de una red de conductos muy finos —en íntimo contacto con las células— que poseen unas pequeñas válvulas de apertura únicamente hacia el interior de la luz, de modo que permiten la entrada de la linfa pero no su salida. Estos capilares van confluyendo dando lugar a vías de mayor calibre que, a lo largo de todo su trayecto, poseen válvulas que impiden el reflujo de la linfa, obligando a que la circulación siga siempre un solo sentido. En los vasos de mayor calibre hay válvulas cada pocos milímetros. La linfa fluye a través de los vasos gracias a la contracción de sus propias paredes, así como por el efecto de bombeo originado por los movimientos del cuerpo, las contracciones musculares, etc. Durante el ejercicio, el bombeo linfático se halla muy aumentado, mientras que en períodos de reposo el flujo es muy lento. Algunos tejidos no poseen vías linfáticas, como el sistema nervioso central, porciones superficiales de la piel, y otros; sin

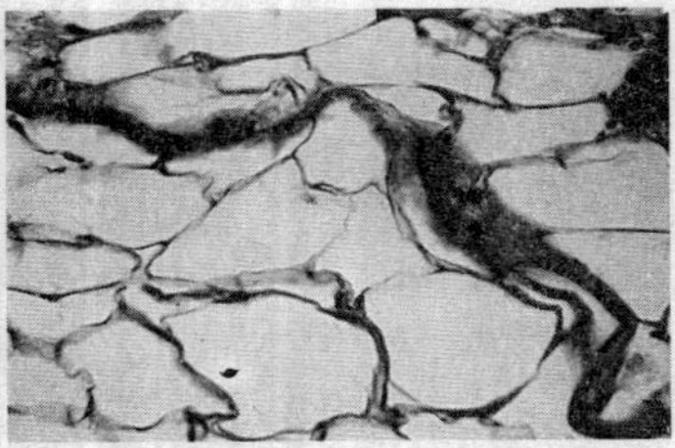

Microfotografía de las células de un ***ganglio linfático*** *humano.*

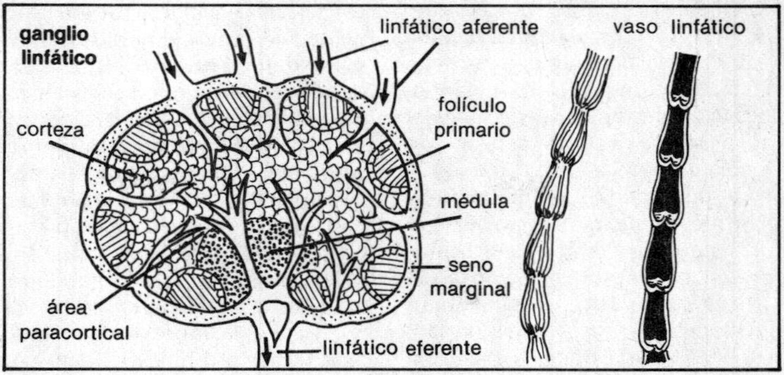

Corte de un ***ganglio linfático*** (izquierda) *en el que se distinguen sus vasos. A la derecha, detalle de los* ***vasos linfáticos****.*

embargo, tienen pequeñas vías intersticiales a través de las cuales puede fluir líquido hacia las vías linfáticas de la periferia o, en el caso del cerebro, hacia el líquido cefalorraquídeo. A nivel de los miembros, los vasos linfáticos se hallan divididos en dos sistemas: *sistema superficial* y *profundo*. Intercalados en el recorrido de los vasos de todo el organismo se hallan los **ganglios* linfáticos**, formaciones de tejido linfoide que se disponen a modo de estaciones, de manera que a ellos abocan unos vasos linfáticos denominados *aferentes*, y de ellos parten otras vías, *eferentes*, que van a otras estaciones ganglionares. Los ganglios linfáticos son órganos redondeados o aplanados, cuya longitud varía de unos milímetros a unos centímetros; son de consistencia blanda y de color blanco grisáceo. Su tamaño y forma se modifican por diversas situaciones, especialmente por respuestas inmunitarias. Los ganglios constituyen una barrera defensiva esencial para el organismo. La linfa, al atravesarlos, es filtrada, quedando retenidas las diversas partículas que pueda transportar; como, por ejemplo, las bacterias. Estos agentes actuarán como estímulo antigénico desencadenándose una respuesta inmunológica específica, con una gran proliferación de linfocitos, que comporta un aumento del tamaño ganglionar (infartación ganglionar). Los ganglios pueden encontrarse aislados o, más comúnmente, reunidos en agrupaciones. Encontramos grupos ganglionares de forma constante en algunas regiones, tales como axilas, ingles, región cervical, etc. Se llaman *ganglios regionales* a los que reciben la linfa de un territorio u órgano determinado; por ejemplo, los ganglios axilares son los regionales de la glándula mamaria. Hay que tener en cuenta que un grupo ganglionar recibe linfáticos de más de un territorio y que un órgano puede drenar su linfa a varios grupos ganglionares distintos. La palpación de ganglios aumentados de tamaño (adenopatías) es de gran interés en la exploración clínica, orientándonos al proceso que puede padecer el enfermo. Es de extremada importancia consignar en la historia clínica su rapidez de aparición, localización, forma, tamaño, consistencia, adherencia o no a piel y planos profundos y si producen o no dolor. El estudio de los grupos linfáticos afectados es de especial importancia en la valoración de la extensión de las enfermedades neoplásicas, puesto que el circuito linfático es una vía de diseminación de las mismas (metástasis). La circulación linfática se reúne en los **colectores terminales**, que desembocan en la circulación venosa. Normalmente, los colectores son dos: el *conducto torácico* y la *gran vena linfática*. El primero forma el colector principal de desagüe del sistema linfático y recibe la linfa de la parte inferior del cuerpo, así como de la mitad izquierda de la parte superior del mismo; nace de una dilatación linfática llamada «cisterna de Pequet», situada por delante de la 1.ª vértebra lumbar, ascendiendo para dirigirse a su desembocadura en la confluencia venosa yugulosubclavia izquierda. La linfa de la mitad derecha de la parte superior del cuerpo es drenada por la gran vena linfática en la unión yugulosubclavia derecha.

linfatismo m. Tipo constitucional, propio de la infancia, que se caracteriza por un desarrollo excesivo del tejido linfoide*; también se conoce por *diátesis linfática*. La hiperplasia (aumento excesivo del número de células) del tejido linfoide que presentan estos niños puede ser difusa, afectando a ganglios linfáticos, amígdalas, timo, bazo, etc., o estar limitada a una región concreta. Así, es muy común en la infancia la hiperplasia del tejido linfoide faríngeo, que en conjunto constituye el denominado anillo de Waldeyer. Es importante remarcar que en muchas ocasiones se sobrevalora la importancia de estas hipertrofias glandulares, tanto por parte de los familiares como por el médico, sin tener en cuenta que los órganos linfoides son fundamentales en el desarrollo de los mecanismos de defensa del niño. Durante los primeros meses de la vida el niño está protegido de las infecciones por los anticuerpos que ha recibido de su madre. Más adelante, es necesario que vaya creando sus propios anticuerpos a partir de sucesivos estímulos antigénicos. Es gracias a los contactos que sufre como va desarrollando su inmunidad específica. Esto explica que en los primeros años de la vida se sufran con frecuencia infecciones que conducen a una hipertrofia del tejido linfoide. Las amígdalas y adenoides se encuentran hipertrofiadas en grado variable de unos niños a otros, alcanzando el máximo grado entre los 4 y 10 años de edad. Esta situación no debe ser estimada como patológica, sino más bien como una respuesta fisiológica normal. Los niños con linfatismo o hábito linfático tienen una predisposición a desarrollar el tejido linfático. Con frecuencia poseen una hipertrofia de la amígdala faríngea, denominada adenoides o vegetaciones adenoides. Este hecho comporta una obstrucción posterior de las fosas nasales que dificulta la ventilación a su través. Si esta situación acontece en un lactante, supone trastornos considerables ya que le dificulta la alimentación, lo que produce inquietud y vómitos repetidos. Las adenoides sufren infecciones recurrentes que se complican con otitis y sinusitis de repetición. El aspecto de los niños con hábito linfático es muy característico, hablándose de *facies adenoidea*, que se caracteriza por la boca entreabierta, el labio superior grueso y elevado, las aberturas nasales dirigidas hacia adelante, los pómulos poco prominentes, el paladar ojival y la nariz afilada; puede afirmarse sobre su aspecto que les confiere un aire «bobalicón». Además, presentan una piel engrosada, pálida, sudorosa, calificada de pastosa. Estos niños están predispuestos a padecer procesos infecciosos diversos, sobre todo bronquitis y otras afecciones de las vías respiratorias. La posibilidad de la extracción de las adenoides o de las amígdalas (adenoidectomía o amigdalectomía, respectivamente) debe valorarse en cada caso, intentando establecer si se trata de una situación fisiológica o patológica, es decir, si las amígdalas actúan como órgano de defensa o como foco de infección latente, causando síntomas generales.

linfedema m. Acumulación anómala de linfa en las extremidades por un drenaje linfático defectuoso.

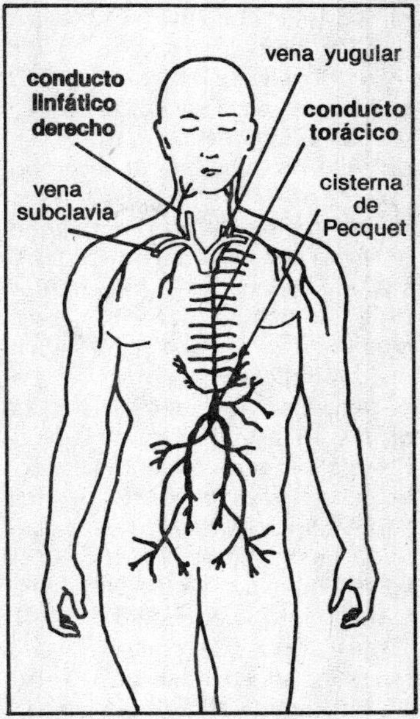

***Sistema linfático**, con sus principales vasos colectores.*

El linfedema se observa en ocasiones de forma congénita, debido a la detención del desarrollo del sistema linfático, manifestándose desde el nacimiento. Puede aparecer también de forma secundaria a traumatismos, por lesiones directas sobre los vasos o ganglios linfáticos, por quemaduras, intervenciones quirúrgicas o irradiaciones, y debido a ciertas parasitaciones, como la filariasis y la invasión directa u obstrucción de los linfáticos por células tumorales (**linfedema maligno**). En la filariasis el linfedema es debido a la invasión directa de los tejidos linfáticos por los parásitos (nemátodos). En todos los casos el síntoma más precoz es la hinchazón indolora de la extremidad afectada, que suele iniciarse en la porción más alejada y luego va ascendiendo. Al principio cede un poco durante la noche, pero al evolucionar la enfermedad se hace permanente como consecuencia de la fibrosis de la piel y tejidos subcutáneos. Progresivamente, hay un engrosamiento de la piel, que va adquiriendo una coloración parduzca. Los pacientes con linfedema están predispuestos a sufrir ataques repetidos de celulitis, generalmente producidos por estreptococos. El diagnóstico es clínico, y en algunas ocasiones la linfografía sirve para localizar la lesión que produce el linfedema. El tratamiento dependerá de la patología causal, que requerirá una terapéutica adecuada. El tratamiento sintomático del linfedema consiste en intentar disminuir el edema, empleando medias elásticas, medidas posturales, diuréticos, medidas dietéticas y antibióticos si aparece una infección.

linfoblasto m. Célula del tejido linfoide.

Cuando penetra un antígeno extraño en nuestro organismo, los linfocitos B, específicos para este antígeno, aumentan de tamaño, transformándose en linfoblastos, también llamados inmunoblastos B. Éstos van proliferando: algunos se diferencian en plasmoblastos, precursores de las células plasmáticas. La célula plasmática madura produce anticuerpos (gammaglobulinas*), que son secretados hacia la linfa y transportados a la sangre. Algunos de los linfoblastos no se transforman en células plasmáticas, sino que forman un gran número de nuevos linfocitos B similares a los originales. La exposición repetida al mismo antígeno causará una respuesta mucho más rápida y potente. De modo similar existe una respuesta de los linfocitos T que, expuestos al antígeno adecuado, proliferan, siendo los responsables de la inmunidad.

linfoblastoma m. Neoplasia linfoide caracterizada por la proliferación de células de aspecto linfoblástico.

El linfoblastoma es un tipo anatomopatológico de linfoma* clasificado dentro del grupo de los linfomas no hodgkinianos. Su incidencia es preferentemente infantil o juvenil, con predominio en el sexo masculino (2:1). Tienen como dato clínico característico la presencia, en el 85 % de los casos, de un tumor mediastínico (tímico), que se manifiesta por una dificultad respiratoria progresiva y, en ocasiones, por síntomas debidos a la compresión de la vena cava. Este tipo de linfomas presentan una gran tendencia a la invasión medular y a la infiltración del sistema nervioso central y de los testículos. Es frecuente también que se manifiesten como tumores de localización abdominal. En general, son tumores de crecimiento rápido y de alta agresividad. El diagnóstico se establece por estudio histológico, y el tratamiento dependerá de la extensión del tumor.

linfocito m. Leucocito mononuclear que representa del 25 al 33 % del total de células blancas circulantes en la sangre periférica.

Los linfocitos son las células principales del tejido linfoide y poseen un papel central en la respuesta inmunológica. Cuando los antígenos de los microorganismos invasores entran en contacto con las células del sistema inmunitario (macrófagos y linfocitos), se inicia una respuesta caracterizada por la producción de anticuerpos específicos para dicho antígeno (respuesta humoral) y de células reactoras específicas capaces de reaccionar de forma directa con el antígeno (respuesta celular). Existen dos tipos de linfocitos inmunológicamente activos: los **linfocitos T** y los **linfocitos B**. Los primeros requieren la colaboración del timo para su maduración y son los responsables de la inmunidad celular, mientras que los linfocitos B se desarrollan independientemente del timo y están involucrados en la respuesta humoral, ya que poseen en su membrana receptora antígenos específicos: en las células B los anticuerpos actúan como receptores para reconocer el antígeno. Las células T poseen también un receptor en su membrana, cuya estructura ha sido reconocida recientemente. Como consecuencia de la interacción antígeno-receptor, los linfocitos T son activados, proliferando y diferenciándose en células efectoras. Los linfocitos B dan lugar a las células plasmáticas secretoras de los anticuerpos (inmunoglobulinas), mientras que los linfocitos T proliferan liberando linfoquinas, que regulan la respuesta inmunológica, y adquiriendo la capacidad de reaccionar con el antígeno mediante mecanismos de citotoxicidad

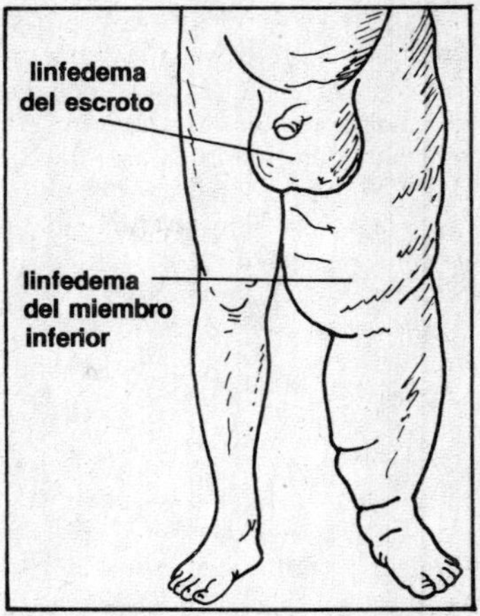

*En el **linfedema** la linfa se acumula provocando una hinchazón.*

(que destruyen o inhiben las células). Existen dos poblaciones celulares T. Una de ellas coopera con las células B en la producción de la respuesta inmunitaria, las *células colaboradoras,* y la otra inhibe o suprime a las células B, las *células supresoras*. Cuando ha tenido lugar una respuesta inmunológica específica quedan, durante años, linfocitos sensibilizados que ante una nueva exposición al antígeno desencadenarán una respuesta mucho más rápida y potente que la primera. Los linfocitos recirculan por la sangre y sistema linfático; abandonan el torrente sanguíneo por las venas poscapilares y atraviesan los ganglios linfáticos, retornando a la circulación sanguínea por los colectores linfáticos terminales. Los linfocitos B recirculan con menor frecuencia que los T y con un tiempo

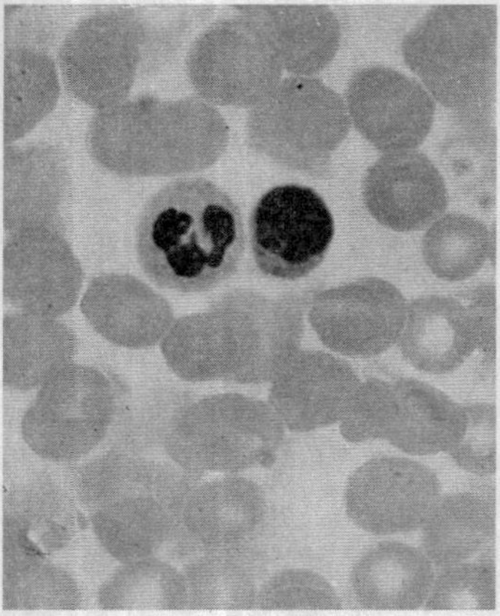
*Frotis sanguíneo con un **linfocito** y un leucocito polimorfonuclear.*

de tránsito mucho más lento. En la sangre periférica un 70 % de los linfocitos son T, mientras que los linfocitos B representan un 20 % del total. En los tejidos linfoides ambos tipos de linfocitos se hallan distribuidos en áreas distintas. Los linfocitos T se encuentran en la zona paracortical de los ganglios, en las áreas interfoliculares del tejido linfoide intestinal y en las proximidades de las arterias en el bazo. Por su parte, los linfocitos B se hallan en los folículos linfáticos y pulpa blanca del bazo, en los folículos y la médula de los ganglios y en los folículos del tejido linfoide intestinal. Desde un punto de vista morfológico ambos tipos de linfocitos son indistinguibles. Sin embargo, es posible demostrar ambas poblaciones gracias a sus distintas características de membrana. Así, los linfocitos B pueden identificarse por poseer en su superficie inmunoglobulinas, que se ponen de manifiesto mediante antisueros específicos marcados con fluoresceína. Mientras que una propiedad exclusiva de los linfocitos T, la de formar rosetas espontáneamente al ser incubados con hematíes de carnero, permite su identificación. Mediante estas técnicas podemos cuantificar los linfocitos presentes en la sangre. La determinación de los niveles de inmunoglobulinas en el suero es útil para valorar la funcionalidad de los linfocitos B. En ocasiones, es interesante medir la capacidad de producción de inmunoglobulinas específicas tras una inmunización activa. El estudio de la función de las células T puede realizarse cuantificando su capacidad de transformación al ser estimuladas con globulina vegetal. (V. INMUNOGLOBULINA; LEUCOCITO.)

linfocitoma m. Tumor del tejido linfoide originado por la proliferación de linfocitos maduros.
El linfocitoma es un tipo histológico de linfoma* no hodgkiniano. Este linfoma linfocítico bien diferenciado es un tumor de bajo grado de malignidad que se manifiesta clínicamente por la afectación de varios ganglios linfáticos (poliadenopatías). El diagnóstico se obtiene mediante la biopsia ganglionar, en la que se aprecia un infiltrado difuso de linfocitos pequeños, maduros. En la mayoría de los casos, al evolucionar el proceso, se produce la invasión de la sangre por estas células (leucemización) dando un cuadro indistinguible de una leucemia* linfocítica crónica. La estrategia tera-

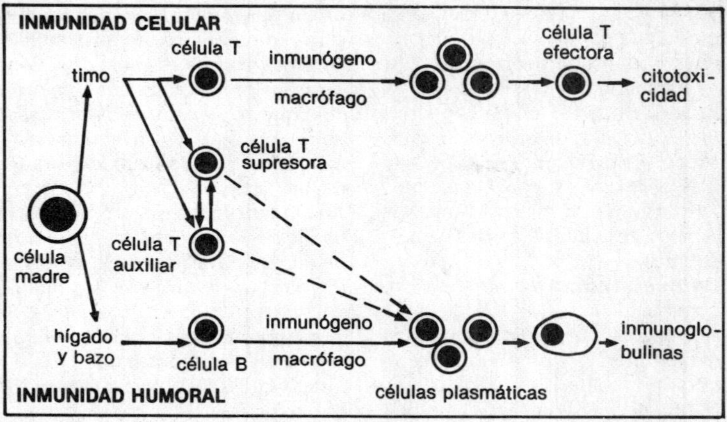

*Los **linfocitos**, tanto las células o linfocitos B como las células o linfocitos T, forman parte del sistema inmunitario celular y humoral.*

péutica depende del grado de extensión del tumor.

linfocitosis f. Aumento de los linfocitos circulantes en la sangre periférica.

Se habla de **linfocitosis absoluta** cuando el número total de linfocitos está por encima de las cifras normales (1.500-4.000 por mm^3), mientras que puede encontrarse una **linfocitosis relativa**, es decir, un porcentaje elevado de linfocitos en la fórmula leucocitaria, sin un aumento absoluto de los mismos. Esta segunda circunstancia se debe a la disminución de los leucocitos neutrófilos (neutropenia). La linfocitosis absoluta se observa de modo fisiológico en la infancia, período en el que existe una hiperfunción del sistema linfático. Así, es posible encontrar hasta un 60 % de linfocitos como cifra normal en niños, siendo los valores normales para adultos entre un 25 y un 35 %. El hallazgo de una linfocitosis es muy característico de algunas enfermedades infecciosas, como la mononucleosis infecciosa, hepatitis víricas, tos ferina, brucelosis, sífilis, tuberculosis, toxoplasmosis, etc. Se observa también en la fase de convalecencia de muchas enfermedades, indicando un pronóstico favorable. Una cifra de linfocitos muy elevada, superior a 10.000 por mm^3, indica generalmente una leucemia linfocítica. También se comprueba la existencia de linfocitosis en la mayoría de enfermedades endocrinas.

— **linfocitosis infecciosa aguda:** enfermedad infantil, de presentación esporádica o epidémica, que produce un cuadro similar a una gripe, con fiebre, rinofaringitis, dolor de cabeza y malestar general, de una semana de duración. (Produce una gran leucocitosis, con un 60 a

90 % de linfocitos. Se cree que está producida por un virus linfotropo y es de pronóstico benigno. Requiere tratamiento sintomático.)

linfodermia f. Infiltración de la piel por células del sistema linfoide. (Acontece en algunos tipos de neoplasias de este sistema. Un ejemplo lo constituye la micosis fungoide, linfoma de células T de localización cutánea.)

linfoepitelioma m. Tipo de carcinoma* de la región faríngea y fosas nasales, constituido por un armazón fibroso y un abundante infiltrado linfoide.

Es una neoplasia maligna que produce una invasión progresiva de los tejidos adyacentes, se propaga a ganglios linfáticos cervicales y, en casos avanzados, da metástasis a otros órganos alejados, como pulmón, hígado, etc.

linfógena o **linfática, diátesis** Linfatismo*.

linfogénesis f. Linfopoyesis.

linfografía f. Estudio radiográfico del sistema linfático mediante la inyección de una sustancia radiopaca en los vasos linfáticos periféricos. La inyección de los vasos de las extremidades inferiores opacifica los ganglios linfáticos inguinales, pélvicos y paraaórticos; en las extremidades superiores se observan los ganglios axilares. La inyección preauricular puede utilizarse para estudiar los ganglios del cuello. Las radiografías tomadas inmediatamente después de la inyección del contraste permiten visualizar los vasos linfáticos; los ganglios se estudian mejor pasadas 24 horas. Esta técnica es muy útil en el diagnóstico y tratamiento de enfermos con procesos malignos, especialmente linfomas, así como en la valoración de un linfedema. Es una exploración que actualmente no se emplea con tanta frecuencia como hace unos años ya que ha sido sustituida por otras.

linfogranuloma m. Término utilizado para designar algunas enfermedades en las que hay lesiones de tipo granulomatoso en los ganglios linfáticos.

— **linfogranuloma inguinal o venéreo:** infección transmitida sexualmente causada por el *Chlamydia trachomatis*.

La lesión genital primaria es una pequeña vesícula indolora o una úlcera, que aparece después de 3 días a 3 semanas del contagio (período de incubación). El microorganismo se propaga por vía linfática provocando una linfadenitis regional. Son muy frecuentes otros síntomas, como fiebre, dolores musculares y articulares, etc. El diagnóstico se confirma por el aislamiento del germen responsable y el tratamiento consiste en la administración de antimicrobianos.

— **linfogranuloma maligno:** enfermedad de Hodgkin*. (V. también LINFOMA.)

linfoide Semejante a la linfa.

— **linfoide, tejido:** componente principal de los ganglios linfáticos, bazo, amígdalas, timo y placas de Peyer del intestino delgado. (En la médula ósea, pulmones, mucosa del estómago y del apéndice así como en otros tejidos también se encuentran acumulaciones de tejido linfoide.)

El tejido linfoide está constituido por un entramado de células reticulares, que conforman un armazón de soporte (estroma), en el que se encuentran incluidas gran número de células libres, fundamentalmente linfocitos. Este tejido es esencial para la supervivencia del ser humano por ser el responsable de la inmunidad adquirida. Su distribución en el cuerpo es la más ventajosa para interceptar los organismos invasores o toxinas que puedan penetrar, evitando así que se diseminen. Por ejemplo, el tejido linfoide del tubo digestivo está expuesto a los antígenos que lo invaden a través del intestino. En la faringe, las amígdalas y adenoides son acumulaciones linfoides que por su localización atrapan todos los agentes extraños que penetran por vía respiratoria. Los ganglios linfáticos, distribuidos a modo de estaciones a lo largo de los vasos linfáticos, actúan como filtros de la linfa, reteniendo todos los posibles organismos patógenos que hayan conseguido penetrar y frente a los cuales se desencadenará una respuesta inmunológica específica. Por último, el bazo y el tejido linfoide de la médula ósea filtran todos aquellos agentes extraños que han conseguido alcanzar la circulación sanguínea. (V. GANGLIO; LINFA; LINFÁTICO, TEJIDO.)

linfoma m. Enfermedad maligna de origen linforreticular de la que existen multitud de variedades según el tipo histológico.

Los linfomas son tumores que se originan en los ganglios linfáticos o en el tejido linfoide localizado en otros órganos, como intestino, pulmón o piel. Se distinguen dos grandes grupos: el linfoma propiamente dicho o **enfermedad de Hodgkin***, que parece derivarse de células del sistema mononuclearfagocítico* y constituye una entidad clínica bien definida, y, por contraposición, el resto de procesos linfoproliferativos etiquetados como **linfomas no hodgkinianos**. Ambos tipos se presentan afectando a ganglios linfáticos, aunque difieren en la edad de incidencia, el cuadro clínico, complicaciones y respuesta al tratamiento. La causa u origen de los linfomas son aún desconocidos, aunque existen algunos casos en los que se ha podido demostrar un origen vírico. Son enfermedades relativamente frecuentes, constituyendo cerca del 5 % de todas las neoplasias. La enfermedad de Hodgkin representa aproximadamente el 50 % del total de linfomas. La primera manifestación clínica es con frecuencia el hallazgo de una o varias adenopatías (tumefacción de los ganglios linfáticos), generalmente en la región cervical. Éstas son asimétricas, de consistencia dura, rodaderas e indoloras. Pueden acompañarse de un cuadro de fatiga, pérdida de peso y febrícula. Es también común la afectación del bazo, que por palpación puede encontrarse aumentado de tamaño (esplenomegalia). Las células tumorales tienden a diseminarse y a afectar a otros grupos ganglionares, otros órganos e incluso pueden infiltrar la sangre (leucemización). Según los órganos afectados aparecerán síntomas muy diversos: respiratorios, digestivos, neurológicos, etc. Al evolucionar el proceso va empeorando el estado general del enfermo, presentando además una gran susceptibilidad a sufrir ciertos tipos de infecciones, lo que ensombrece aún más el pronóstico. El diagnóstico de los linfomas se realiza mediante el estudio histológico de los tejidos obtenidos por biopsia, habitualmente un ganglio linfático. En la enfermedad de Hodgkin existen varios patrones histológicos, según el grado de fibrosis, la celularidad, etc.; estas variedades se correlacionan con una distinta evolución, sintomatología y pronóstico. Los linfomas no hodgkinianos han sido clasificados por distintos autores siguiendo criterios diversos. En general, las clasificaciones se basan en la citología, hablándose de linfoma linfocítico, linfoblástico, histiocítico, etc. El tipo histológico de linfoma condiciona el modo de presentación, evolución, respuesta al tratamiento, etc. Es de suma importancia para el enfoque terapéutico establecer el grado de extensión del proceso, realizándose para ello un conjunto de pruebas analíticas, radiológicas, etc. El tratamiento depende tanto del tipo histológico de linfoma como del grado de extensión del mismo. La terapéutica suele combinar la radioterapia, irradiación de las zonas afectas así como de otras regiones ganglionares vecinas, y la poliquimioterapia o administración simultánea de varios fármacos citostáticos (antineoplásicos). La estrategia depende sobre todo del estadio en que se encuentra el tumor, que se determina por su extensión. Con estas medidas se consigue, en un porcentaje variable de casos, la desaparición de los síntomas, hablándose de remisión de la enfermedad.

linfopenia f. Disminución del número de linfocitos circulantes en la sangre periférica.

linfopoyesis f. Proceso de formación de los linfocitos.

A pesar de que todos los linfocitos del tejido linfoide normal son morfológicamente iguales, existen dos poblaciones netamente diferenciables; una población es responsable de la inmunidad celular, mientras que la otra da lugar a las células productoras de anticuerpos que proporcionan la inmunidad humoral. Ambas poblaciones linfocitarias provienen originalmente de las células madres linfocíticas de la médula ósea. Células descendientes de éstas emigran después al tejido linfoide periférico, ganglios, bazo, etc. Los linfocitos destinados a mediar la respuesta inmunológica celular emigran hacia el timo, donde son procesados, madurando y adquiriendo sus propiedades; son por esto denominados linfocitos T o timodependientes. La otra población linfocitaria, responsable de la inmunidad humoral, la constituyen los denominados linfocitos B. Se designan así porque fueron descubiertos en primer lugar en las aves, observándose que eran procesados en un órgano llamado bolsa de Fabricio, estructura que no existe en los mamíferos. Los órganos equivalentes a la bolsa son probablemente el hígado, el bazo y la propia médula ósea. Después de su paso por el timo o por el equivalente de la bolsa de Fabricio, los linfocitos circulan por la sangre y se filtran pasando a la linfa, alcanzando así los ganglios linfáticos. Ambas poblaciones de linfocitos tienden a localizarse en partes separadas del tejido linfoide. Cuando entran en contacto con un antígeno específico, las células T proliferan transformándose en linfocitos sensibilizados, mientras que los linfocitos B proliferan y se transforman en células plasmáticas productoras de anticuerpos. Durante este proceso aumenta mucho el número total de linfocitos en el tejido linfoide.

linforragia f. Derrame patológico de linfa* al exterior del sistema linfático por la sección de vasos o colectores del mismo.

La linforragia puede ser externa, debida a traumatismos que lesionan algún vaso linfático de calibre considerable, observándose la salida de un líquido amarillento, gelatinoso (linfa), que se detiene espontáneamente al cabo de poco tiempo. Por lo general es suficiente la colocación de un vendaje compresivo como terapéutica. En otras ocasiones la linforragia se acumula en alguna cavidad del organismo, como la pleura, articulaciones, etc. El acúmulo de linfa en la pleura, o quilotórax, puede deberse a traumatismos del conducto torácico o a la obstrucción de dicho conducto por un proceso maligno (linfoma, diseminación de cáncer de pulmón). El tratamiento en estos casos consiste en el vaciamiento de la cavidad mediante una punción. La linforragia puede ser también de naturaleza inflamatoria en los casos de linfangitis aguda, lo que puede comportar pérdidas de proteínas importantes.

linforreticulosis benigna Enfermedad ganglionar inflamatoria benigna. (Es provocada probablemente por un virus, inoculado a través de heridas cutáneas, pinchazos, y arañazos de gato, por lo que se la conoce como «enfermedad por arañazo de gato».)

linfosarcoma m. Tumor maligno del tejido linfoide. (Este término se empleaba clásicamente para designar procesos linfoproliferativos que se clasifican actualmente como linfomas no hodgkinianos.) [V. LINFOMA.]

lingual Relativo a la lengua.

— **lingual, arteria:** rama de la arteria carótida externa que irriga la lengua. (Sus tres ramas principales son la arteria sublingual, la lingual profunda y las ramas dorsales. Establece anastómosis con ramas de la arteria facial.)

— **linguales, músculos:** conjunto de músculos que conforman la lengua*.

Los músculos linguales son: el **músculo lingual superior**, impar y central, y los **dos músculos linguales inferiores**. Están inervados por el nervio hipogloso, y su acción es, respectivamente, la elevación y depresión de la punta de la lengua, así como su retracción.

— **lingual, vena:** tronco venoso formado por la confluencia de las venas de la lengua. (Sigue un recorrido sinuoso por la cara inferior de la lengua, para desembocar en la vena yugular interna.)

língula f. Parte de un órgano con forma de pequeña lengua.

— **língula cerebelosa:** lóbulo pequeño situado en la parte anterior del cerebelo.

— **língula pulmonar:** porción inferior del lóbulo superior del pulmón izquierdo. (Constituye la parte más ventral de la base de este pulmón, que queda estrechada por la incisura cardíaca.)

linimento m. Preparado farmacéutico compuesto de aceite o grasa y una sustancia activa, que se aplica exteriormente.

Es una sustancia semilíquida que se extiende sobre la piel, en compresas, o mediante fricciones, para obtener una sedación de la zona. Se emplea fundamentalmente en las enfermedades reumáticas y en neuralgias. Existen muchos tipos de linimentos según su composición, con distintas propiedades y aplicaciones.

linina f. Sustancia que constituye el retículo que une los granos de cromatina en el núcleo de las células; también se conoce por *acromatina*. (Es una sustancia fibrosa de naturaleza acromática.)

linitis f. Inflamación del tejido celular, especialmente del estómago.

— **linitis plástica:** engrosamiento de las paredes del estómago que le confiere una consistencia dura muy característica. (Aparece debido a la infiltración por algunos tipos de tumores.)

lino m. Planta herbácea (*Linum usitatissimum* y *L. catharticum*), de la familia de las lináceas. (De su corteza se extrae la materia utilizada para la confección de fibras textiles, que en forma de hilo se emplean para suturas quirúrgicas, y sus simientes se utilizan en la preparación de cataplasmas [harina de linaza] y como laxantes.)

linoleico, ácido Ácido graso insaturado de 18 átomos de carbono, con dos dobles enlaces en su cadena.

Debido a la carencia de enzimas necesarias para introducir dobles enlaces más allá del carbono 9, los mamíferos son incapaces de sintetizar ácido linoleico, por lo que debe figurar en la dieta; por ello se conoce, junto a otros, como el ácido linolénico y el araquidónico, por ácido* graso esencial. Estos ácidos grasos poliinsaturados son necesarios para funciones estructurales de las células, y de su carencia se desprenden lesiones escamosas y exudativas de la piel, así como retardo del crecimiento.

linolénico, ácido Ácido graso esencial poliinsaturado de 18 átomos de carbono. (Posee tres dobles enlaces en su cadena.)

liodermia f. Situación patológica de lisura y brillantez exagerada de la piel.

liofilia f. Capacidad de disolución de un soluto.

liofiliación f. Técnica de conservación de productos alimenticios, fármacos, derivados sanguíneos, etc., basada en la eliminación del agua de los mismos.

La liofiliación ofrece la ventaja de mantener inalteradas la mayoría de las propiedades del producto. Este proceso consiste en someter el producto a bajas temperaturas (unos —80 °C) para conseguir la microcristalización del agua libre, hacer el vacío para favorecer la sublimación del hielo (desecación primaria)

ÁCIDO LINOLEICO

$$CH_3-(CH_2)_4-CH=CH-CH_2-CH=CH-(CH_2)_7-COOH$$

ÁCIDO LINOLÉNICO

$$CH_3-CH_2-CH=CH-CH_2-CH=CH-CH_2-CH=CH-(CH_2)_7-COOH$$

y, posteriormente, calentarlo manteniendo el vacío (desecación secundaria). La sustancia resultante, en forma de polvo poroso, se mantiene en ambiente seco y herméticamente cerrado. Al añadírsele agua, a temperatura y presión ambiental, recupera rápidamente la estructura y propiedades previas a la liofilización. En la industria farmacéutica se utiliza ampliamente esta técnica en la conservación de antibióticos, vitaminas, plasma, vacunas, virus, proteínas, enzimas, hormonas, etc., todos ellos productos que se desnaturalizarían (perderían sus propiedades) probablemente al someterlos a otras técnicas de conservación.

lipacidemia f. Nivel de ácidos grasos que circulan por la sangre periférica, generalmente unidos a albúmina, en el llamado «pool de ácidos grasos libres». (Se utiliza en contraposición al nivel de los ácidos grasos que están esterificados por glicerina, colesterol, etc.)

lipasas f. pl. Denominación genérica de las enzimas que hidrolizan grasas.

Presentes en muchos tejidos del organismo, tres tipos celulares son especialmente ricos en lipasas: las células hepáticas (hepatocitos), los adipocitos y las células exocrinas del páncreas. La producción pancreática de lipasas es necesaria para la absorción de las grasas de la dieta, hidrolizando triglicéridos en monoglicéridos y ácidos grasos. Éstos ya podrán ser asimilados a través de la mucosa intestinal, especialmente en el yeyuno. La lipasa de las células hepáticas y adiposas es necesaria para posibilitar el manejo que hacen de los lípidos: constantemente se produce el recambio de grasas almacenadas por grasas transportadas en sangre. El régimen funcional de las lipasas es estimulado por la acción de ciertas hormonas lipolíticas (adrenalina, glucagón, ACTH, etc.) a través del adenosinmonofosfato* cíclico (AMP_c), que actúa como segundo mensajero. La determinación de lipasas en la sangre se utiliza en el diagnóstico de algunas enfermedades del páncreas y del hígado: en las pancreatitis agudas y crónicas suelen encontrarse elevados los niveles normales de lipasas en la sangre.

lipectomía f. Procedimiento quirúrgico dirigido a la extirpación de masas de tejido graso depositado en zonas accesibles del organismo, especialmente en el abdomen. (Actualmente se realiza también con técnicas de liposucción*.)

lipedema m. Colección anormal de grasa en el tejido adiposo subcutáneo que adopta, por la morfología y localización, la forma del edema*.

lipemia f. Nivel de lípidos en la sangre.

La concentración media de lípidos o grasas en la sangre es de alrededor de 600 mg por ml (entre 500 y 750 mg por ml). Los lípidos en la sangre están constituidos por grasas neutras (triglicéridos), ácidos grasos, colesterol y fosfolípidos. Las tasas máximas de los diferentes productos por ml de sangre son: 175 mg de triglicéridos, 250 mg de colesterol y 450 mg de ácidos grasos esterificados, en condiciones de normalidad. Por encima de estos valores se habla de **hiperlipemia***. Esta situación es fisiológica después de las comidas, en el ayuno prolongado, en el embarazo y en la lactancia. Se observan hiperlipemias patológicas en la diabetes, hipotiroidismo, síndrome nefrótico e ictericia obstructiva, entre otras enfermedades.

lípidos m. pl. Principios biológicos inmediatos de estructura química diversa, que se caracterizan por ser insolubles en agua y solubles en alcohol, acetona, éter, cloroformo, benceno y tetracloruro de carbono. Presentes en todas las células, los lípidos tienen encomendadas multitud de funciones biológicas, entre las que destacan su contribución estructural en las membranas celulares, su función de transporte y almacenamiento de energía, su participación molecular como hormonas y vitaminas y su papel fundamental en la constitución del tejido neurológico. Se distinguen lípidos simples y lípidos complejos. Los primeros están compuestos por una molécula de alcohol y uno o varios ácidos* grasos (ácidos orgánicos de cadena larga); los lípidos complejos pueden contener además otras moléculas: ácido fosfórico, bases nitrogenadas, azúcares, etc., distinguiéndose los fosfátidos y los glucolípidos. Entre los lípidos simples se cuentan los triglicéridos, también llamados «grasas neutras», los ésteres de colesterol y las ceras. Los triglicéridos están formados por un alcohol, la glicerina, y por tres ácidos grasos que esterifican cada uno de los tres carbonos de aquél. Los ácidos grasos que más a menudo se encuentran en las grasas neutras del cuerpo humano son el ácido esteárico y el ácido oleico, de 18 carbonos, y el ácido palmítico, de 16 carbonos. Las grasas del organismo pueden ser de origen exógeno, provenientes de la ingesta, o de síntesis endógena. Diariamente se ingieren cerca de 100 g de grasas en una dieta normal, que están formadas en su mayor parte por triglicéridos. Estos lípidos necesitan para su digestión de la presencia de sustancias emulsionantes, sales biliares y enzimas hidrolíticas, especialmente la lipasa pancreática, que hidroliza el triglicérido en dos ácidos grasos y un monoglicérido. Estos últimos penetran en la célula intestinal, en cuyo interior se produce la síntesis de triglicéridos; estos triglicéridos, así como el colesterol y los fosfolípidos absorbidos, son rodeados por proteínas constituyendo unas partículas llamadas «quilomicrones» (partículas grasas de 1 μ de diámetro) que facilitarán su circulación —por la linfa primero y por la sangre después—, hasta el hígado o hasta los tejidos periféricos. Las células adiposas y hepáticas poseen una enzima, la lipoproteinlipasa, capaz de hidrolizar los triglicéridos y fosfolípidos de los quilomicrones para obtener los ácidos grasos, con lo cual los quilomicrones desaparecen pronto de la circulación. Posteriormente, las grasas serán transportadas por el plasma de dos formas: unidas a albúmina en forma de ácidos grasos libres, o bien en forma de «lipoproteínas», pequeñas partículas de composición similar a los quilomicrones pero de mucho menor tamaño. Las diferentes proporciones de composición hace que se clasifiquen en lipoproteínas de muy baja densidad (VLDL), con elevadas concentraciones de triglicéridos endógenos y moderadas de fosfolípidos, colesterol y proteína, lipoproteínas de baja densidad (LDL), con mucho colesterol y poco de los restantes componentes y lipoproteínas de elevada densidad (HDL), con más de la mitad del peso de proteínas. Los niveles de lipoproteínas en sangre son considerados actualmente de gran interés en el seguimiento de una patología muy frecuente: la arteriosclerosis*. Transportados de este modo, los lípidos llegan a todas las células del organismo. El hígado juega un pa-

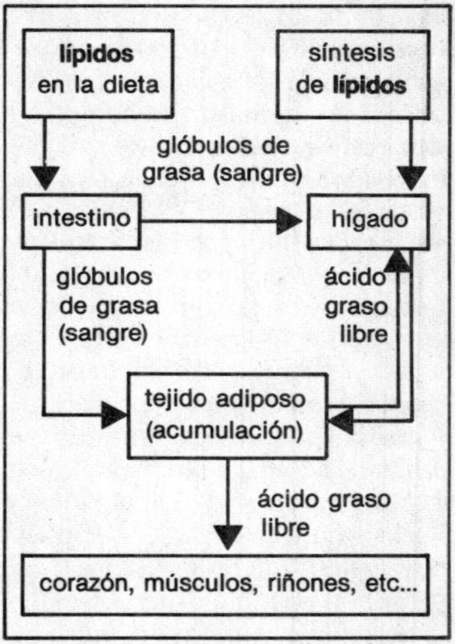

*Transporte de **lípidos** por el plasma.*

pel fundamental en el metabolismo lipídico. La célula hepática contiene grandes cantidades de triglicéridos, fosfolípidos y colesterol que continuamente sintetiza a partir de otros lípidos, de hidratos de carbono y de proteínas. Además, posee enzimas que le posibilitan la síntesis de ácidos grasos no saturados (con dobles y triples enlaces), que son necesarios para la fisiología de todas las células del organismo. Por otro lado, las lipoproteínas se forman casi totalmente en el hígado. Las células del tejido adiposo son el principal depósito de triglicéridos, donde son almacenados hasta que se necesitan para la producción de energía. De hecho, entre 2/3 y 3/4 de la energía consumida por el organismo proceden de la metabolización de triglicéridos. Esto es así a pesar de que, en una dieta normal, sólo un 40-45 % de calorías son aportadas por las grasas; sin embargo, el hígado sintetiza triglicéridos a partir de hidratos de carbono y proteínas, con lo que la cantidad final de lípidos es superior a la ingerida. Exceptuando las células del tejido nervioso, todas las células son capaces de metabolizar triglicéridos para obtener glicerol y ácidos grasos (v. LIPÓLISIS); estos últimos son oxidados en las mitocondrias en la llamada «beta-oxidación», con obtención de acetil-coenzima A, el cual será degradado en el ciclo de Krebs. Como ejemplo del valor energético obtenido, diremos que de la degradación de una molécula de ácido esteárico se forman 146 moléculas netas de ATP. Aparte de la función energética de las grasas, hemos citado la importancia estructural de los fosfolípidos y del colesterol. Los fosfolípidos, lípidos complejos constituidos por ácidos grasos, un radical de ácido fosfórico y, a veces, una base nitrogenada, contribuyen al aislamiento de las fibras nerviosas (esfingomielina), a la formación de membranas celulares, así como al inicio de la coagulación sanguínea (cefalina). El colesterol se utiliza sobre todo para la síntesis hepática de ácido cólico, componente fundamental de las sales biliares; una pequeña cantidad es utilizada por ciertas glándulas endocrinas (suprarrenales, ovarios y testículos) para la síntesis de hormonas esteroidales, y otra parte se destina a funciones «plásticas», como los fosfolípidos ya citados. Muchas patologías tienen como base una alteración del metabolismo de los lípidos. Las más importantes son: obesidad, aterosclerosis, lipidosis, litiasis biliar, esteatorrea, hiperlipoproteinemias, etc.

lipoatrofia f. Atrofia del tejido adiposo.

lipoblasto m. Célula del tejido conjuntivo, precursora de los adipocitos.

lipocele m. Herniación con contenido celular graso. (Sin. ADIPOCELE.)

lipocito m. Tipo celular fijo del tejido conjuntivo, caracterizado por su capacidad de almacenamiento de lípidos; también se conoce por *adipocito*. (V. ADIPOSO, TEJIDO.)

Se conocen dos tipos de lipocitos: los blancos y los pardos. Los **lipocitos blancos**, que son los más frecuentemente observados, presentan el aspecto de una gran vacuola en cuyo interior se encuentran triglicéridos. Son células altamente diferenciadas, derivadas de una célula precursora (el lipoblasto), y que no se reproducen. Los **lipocitos pardos**, abundantes en animales que practican el letargo invernal (como los osos) o que pasan largos períodos de inanición (como los camellos), tienen forma poligonal, presentan gran número de mitocondrias y están intensamente irrigados. Su función de almacenamiento se complementa con una gran capacidad de oxidación grasa.

lipodistrofia f. Patología de la distribución de lípidos en el tejido graso del organismo.

La lipodistrofia cursa con pérdida parcial o generalizada de las grasas corporales y anormalidades metabólicas, como resistencia a la insulina. Comprende varias entidades: unas de carácter congénito y otras adquirido; unas con afectación parcial y otras generalizada. Las formas congénitas, parciales o totales (enfermedad de Barraquer-Simons) se manifiestan en la infancia. Las formas adquiridas parciales son las más frecuentes, con afectación de mujeres que padecen atrofia grasa de la mitad superior del cuerpo.

— **lipodistrofia intestinal:** enfermedad intestinal de probable origen infeccioso que cursa con malabsorción y acúmulos linfáticos de grasas, artralgias, serositis y adenopatías; también se conoce por *enfermedad de Whipple*.

— **lipodistrofia insulínica:** atrofia grasa localizada en las zonas en las que se inyecta repetidamente insulina en enfermos diabéticos.

lipoides m. pl. Sustancias grasas de constitución compleja, que pueden presentar azúcares, ácido fosfórico, alcoholes y bases nitrogenadas en su molécula.

Se distinguen dos grandes grupos de lipoides: los fosfátidos y los glucolípidos. Los **fosfátidos** agrupan a los *fosfoglicéridos* (ácido fosfatídico) y los *esfingolípidos* (como, por ejemplo, la esfingomielina, presente en el tejido nervioso). Los **glucolípidos** contienen carbohidratos. En particular, los *cerebrósidos* son un grupo estructuralmente intermedio entre glucolípidos y esfingolípidos; se encuentran en las vainas de mielina de los nervios. Por último, los *gangliósidos* son moléculas muy grandes y ricas en carbohidratos, frecuentes en el tejido nervioso.

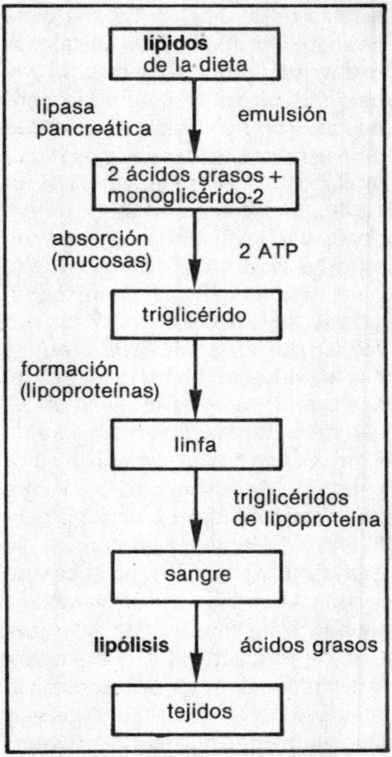

*Utilización de los **lípidos naturales**.*

lipoidosis f. Grupo de enfermedades metabólicas causadas por el depósito de sustancias grasas en diversos tejidos.

Las lipoidosis pueden ser primarias, debidas a un defecto genético, o secundarias a otras enfermedades, como la diabetes, intoxicaciones, toxicosis, etc. Entre las **lipoidosis primarias**, la más frecuente es la *enfermedad de Gaucher*, debida a la acumulación de glucocerebrósido en las células del sistema reticuloendotelial. Se hereda de forma autosómica y suele cursar con retraso en el desarrollo físico (del peso y estatura) y mental del niño, trastornos óseos, oculares, hematológicos y cutáneos, etc. Otras lipoidosis primarias más raras son: la *enfermedad de Niemann-Pick*, debida a la acumulación de esfingomielina (v. LIPOIDES) en los diversos tejidos, dando lugar a un cuadro parecido al anterior; la *enfermedad de Tay-Sachs*, que cursa con depósito de gangliósido (v. LIPOIDES) en la corteza cerebral, por lo que los síntomas serán más localizados: idiocia, ceguera y trastornos motores; la *enfermedad de Fabry*; la *enfermedad de Refsum*; el hígado graso familiar idiopático (triglicéridos), etc. No existe en la actualidad ningún tratamiento eficaz específico para ninguna de estas formas primarias, practicándose una terapéutica sintomática.

lipólisis f. Proceso de degradación de las grasas para su absorción intestinal (hidrólisis gastroentérica) o para la obtención de energía por las células de todo el organismo. De la hidrólisis de los triglicéridos, ésteres del colesterol y grasas complejas se obtienen ácidos grasos, moléculas formadas por largas cadenas de carbono, de cuya degradación se extrae buena parte de la energía necesaria para las células de la economía. Los triglicéridos son metabolizados por acción de la lipasa, enzima que se encuentra en cantidades suficientes en el tejido adiposo y cuya acción es regulada por hormonas. Las hormonas activadoras de la lipólisis (adrenalina, noradrenalina, glucagón y ACTH) actúan por medio del adenosinmonofosfato* cíclico (AMP_c) que activa la función de la lipasa. Los ácidos grasos obtenidos de esta manera son activados (se unen a la coenzima A) en la pared mitocondrial, transportados por la carnitina al interior de las mitocondrias y oxidados hasta acetil-CoA. Este metabolito puede entrar en el ciclo de Krebs* para degradarse completamente, o bien, en situaciones de intensa metabolización grasa, derivar en la síntesis de cuerpos* cetónicos (acetoacetato), importantes formas de combustible energético para determinados tejidos: la corteza renal y el músculo cardíaco utilizan acetoacetato con preferencia sobre la glucosa. Incluso el cerebro, que en condiciones normales sólo es capaz de quemar glucosa, en situaciones de ayuno prolongado obtiene la mayor parte de la energía del acetoacetato. De la lipólisis se obtiene gran cantidad de energía en forma de adenosintrifosfato* (ATP): la eficacia de la conservación de energía en condiciones estándar es de aproximadamente un 40 %, similar a la de la glucólisis.

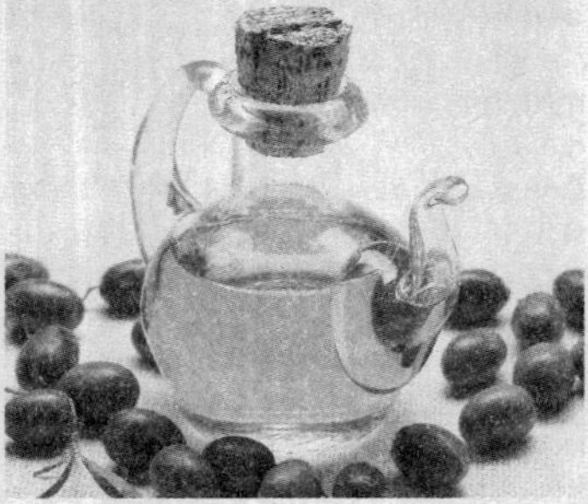

En la ***lipólisis*** *las grasas se degradan para ser absorbidas en el intestino.*

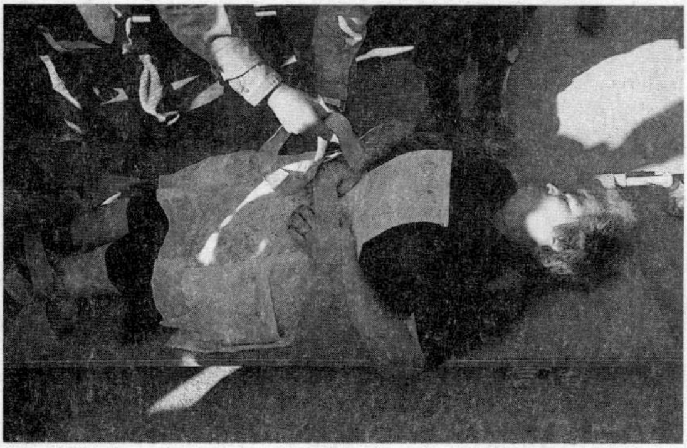

*La **lipotimia**, disminución de la irrigación cerebral, puede ocasionar la pérdida total de conciencia.*

lipoma m. Tumoración benigna, normalmente indolora, de consistencia blanda y coloración amarillenta, formada por una acumulación de tejido adiposo rodeado por una delgada cápsula.
Los lipomas son tumoraciones frecuentes que pueden localizarse casi en cualquier parte del organismo, si bien son más frecuentes en zonas ricas en tejido adiposo*. A menudo pasan inadvertidos debido a su crecimiento lento e indoloro, mostrándose como una tumoración cuando están en zonas subcutáneas o por la compresión que ejercen sobre estructuras vecinas. El tratamiento es quirúrgico y se hace por exigencias estéticas o cuando existen molestias por la compresión del tumor sobre algún órgano.

lipomatosis f. Proceso patológico en el que se produce un depósito anómalo de grasas en el organismo en forma de lipomas o de forma difusa en la hipodermis.

lipoproteína f. Partícula compuesta de proteína y sustancias lipídicas (colesterol, triglicéridos y fosfolípidos) que circulan por la sangre en pequeñas concentraciones. (V. LÍPIDOS.)

lipostomia f. Ausencia congénita de la apertura bucal.

liposucción f. Técnica quirúrgica que consiste en la extracción de tejido adiposo mediante unas cánulas conectadas a una bomba de aspiración. (Se utiliza en cirugía plástica.)

lipotimia f. Situación de pérdida parcial o total de la irrigación de estructuras cerebrales que cursa con un cuadro de debilidad, vértigo, malestar general, ansiedad y pérdida de la visión y que puede llegar hasta la completa pérdida de consciencia.
Además de estos síntomas subjetivos, la lipotimia cursa con palidez, sudoración y frialdad de la piel; a la exploración se encuentra pulso rápido y de poca amplitud, y una tensión arterial disminuida. Las causas de las lipotimias pueden ser variadas, pero el motivo intrínseco del cuadro es la reducción de la oxigenación del tejido nervioso. Suele

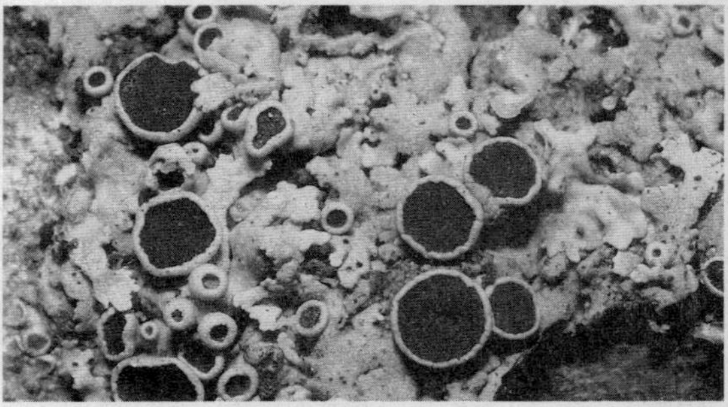

*Los **líquenes** se forman en los troncos de los árboles, en las rocas o sobre el suelo de los bosques.*

tratarse de fenómenos nerviosos reflejos en sujetos constitucionalmente predispuestos (vagotónicos o neuropáticos), por situaciones ansiosas, emociones repentinas, dolores, traumatismos o hallarse en espacios cerrados y calurosos. A veces se deben a estados de hipoglucemia, tanto por inanición como por trastornos endocrinológicos. En ocasiones tiene lugar en individuos hipertensos que empiezan a tomar medicamentos hipotensores. Puede también ser un síntoma de un cuadro más grave: anemia crónica, hipovolemia por hemorragia, insuficiencia cardíaca, marcando entonces el inicio de un síncope. El tratamiento de una lipotimia consiste en disponer al paciente en decúbito, con las piernas elevadas y la cabeza baja; desabrocharle la ropa del cuello y el cinturón, y cualquier pieza que comprima; facilitarle la llegada de aire fresco o, incluso, remojarle la cara y el cuello con agua fría. Generalmente, con ello es suficiente, pero habrá que investigar la posible existencia de una patología subyacente que pudiera ser responsable del cuadro.

liquen m. Planta criptógama constituida por la asociación de un hongo y un alga microscópicos.
— En dermatología, enfermedad frecuente que se caracteriza por la aparición de elevaciones sólidas de la piel, de pequeño tamaño, llamadas pápulas.
El **liquen plano** es de etiología desconocida, aunque parece que los traumatismos podrían actuar como desencadenantes. La erupción que aparece consiste en pápulas poligonales aplanadas, rojovioláceas, brillantes y con una estriación blanquecina. Son de pequeño tamaño y se localizan sobre todo en las muñecas, cara de flexión de los brazos, dorso de los pies y piernas y en el tronco. Estas lesiones producen un intenso prurito. El liquen plano puede afectar también a las mucosas bucal y genital y a las uñas. Es una enfermedad con tendencia a recidivar, presentándose en forma de brotes de varios meses de duración. Se combina, en su tratamiento, antiinflamatorios y radioterapia.
liquenificación f. Engrosamiento de la piel que se presenta en el estadio final de muchas dermatosis.